Laura Banks und Janette Barber

Die neue A****-Klasse

Buch

Testsieger: Frauen mit schnittiger Kurvenlage

Frauen, die gut in der Kurve liegen, mit rasanten Rundungen an der Rückenansicht machen das Rennen. Schluss mit den Selbstzweifeln! Lieben Sie Ihren Po, und verschwenden Sie keine kostbare Zeit Ihres Lebens auf die Frage, wie Sie von hinten aussehen. Ihr Po ist rund? Na und? Wer kuschelt schon gerne mit einem Hungerknochen, wenn er tröstliche Rundungen haben kann? Die Autorinnen rücken der Frage nach der idealen Figur mit Witz und Humor zu Leibe. Urkomisch und mit Lebensfreude, die überspringt. Genießen Sie selbstbewusst jeden Augenblick! Gut auszusehen und sich wohlzufühlen ist eine Frage des Selbstwertgefühls, nicht der ausholenden Kurvenradien.

- Das Luxusmodell unter den Büchern!
- Die nächste Bikinisaison steht vor der Tür: Dieses Buch gehört auf Ihren Nachttisch!
- 99,99 Prozent der Frauen finden ihren Hintern zu dick.
- Und nein, er findet ihn nicht zu dick!
- Für alle Frauen jenseits der Kleidergröße 34

Autorinnen

Laura Banks und Janette Barber sind Autorinnen des *USA-Today*-Bestsellers *Breaking the Rules.* Laura Banks stand lange als Stand-up-Comedian und Schauspielerin auf der Bühne, Janette Barber war ebenfalls Stand-up-Comedian und Producerin einer Fernsehshow, die mehrfach mit dem Emmy ausgezeichnet wurde.
Weitere Informationen zu den Autorinnen und ihrem Buch finden Sie unter *www.EmbracingYourBigFatAss.com*

Laura Banks und Janette Barber

Die neue A****-Klasse

Sie hasst ihn, er liebt ihn –
ihren Hintern

Aus dem Amerikanischen
von Andrea Brandl

blanvalet

Die amerikanische Originalausgabe erschien 2008 unter dem Titel
»Embracing Your Big Fat Ass« bei Atria Books,
A Division of Simon & Schuster, Inc., New York

FSC
Mix
Produktgruppe aus vorbildlich
bewirtschafteten Wäldern und
anderen kontrollierten Herkünften

Zert.-Nr. SGS-COC-1940
www.fsc.org

Verlagsgruppe Random House FSC-DEU-0100
Das für dieses Buch verwendete FSC-zertifizierte Papier
Holmen Book Cream liefert Holmen Paper, Hallstavik, Schweden.

1. Auflage
Deutsche Erstausgabe Februar 2010 bei Blanvalet,
einem Unternehmen der Verlagsgruppe
Random House GmbH, München.

Umschlaggestaltung: © HildenDesign, München, unter Verwendung
eines Motivs von © shutterstock / Vibrant Image Studio
Redaktion: Wiebke Rossa
NB · Herstellung: RF
Satz: Uhl + Massopust, Aalen
Druck und Bindung: GGP Media GmbH, Pößneck
Printed in Germany
ISBN: 978-3-442-37414-4

www.blanvalet.de

Für alle Kurvenschönheiten. Ein Hoch auf euch.

In liebender Erinnerung

ROWLAND P. BARBER

Inhalt

11 Vorwort von Rosie O’Donnell

Teil I: Die Geburt der Big Fat Ass Babes

17 Nichts als Worte
20 Lernen Sie, Ihren BFA zu lieben
30 Ein geborenes B-FAB
34 Ihr Selbstbild – Schnappschuss von hinten
45 Mama ist an allem schuld
51 Der Klub der Big Fat Ass Babes

Teil II: Ihr Leben – ein hoffnungsloser Fall

59 Die Familie, eine gewichtige Angelegenheit
72 Stimmen im Kopf
78 Süchte und Zwänge eines B-FLAB
87 Kassensturz

Teil III: Der Big Fat Ass und die Liebe

95 Romantische Stimmungen
109 Das Arschloch Todd
112 Der Prachtarsch im Schlafzimmer
121 Der D-Liga-Freund

Teil IV: Klamotten, Freundschaften, Shoppen und andere Vergnügungen

131 Mode – eine für alle
150 Zahlen und andere Unerfreulichkeiten
154 Sie und all die anderen B-FABs
161 Geheimnisse eines B-FAB-Dates

Teil V: Der BFA im Arbeitsalltag

167 Wippender Büroarsch
186 Mein Big Fat Ass als Existenzgrundlage
190 Für ein paar Kilo mehr

Teil VI: Abnehmen vergebens

195 Diäten sind doof
209 Mein Leben – eine Diät
217 Arsch-Gymnastik

Teil VII: Alles hinter sich lassen

235 Mit dem BFA auf Reisen
245 Leibesvisitation am Flughafen
247 Poolparadies
251 Feiertagsfreuden
261 Chronik eines Weihnachtsabends

Ein Wort zum guten Schluss: Die Kunst der Masse

273 A(r)s(ch)trologisches
287 Danksagung

Vorwort

Von Rosie O'Donnell

Ich erinnere mich noch daran, wie ich meine beste Freundin Jackie das erste Mal in meiner Talkshow zu Gast hatte. Sie wohnte wie ich in Commack, Long Island, im Haus gegenüber, und wir kannten uns bereits seit unserem dritten Lebensjahr. Ich erzählte dem Publikum in der Anmoderation von ihr und hatte bereits am Vortag alte Fotos hergezeigt, die ich irgendwo ausgegraben hatte. Auf einem davon waren Jackie und ich zu sehen, wie wir aufgebrezelt auf unsere Begleiter für den Highschool-Abschlussball warteten. Dieser Schnappschuss hatte jahrelang in irgendeiner Schublade gelegen, und als ich ihn nun auf dem großen Bildschirm sah, entfuhr mir ein: »Gott, war ich damals dünn!« Was ziemlich merkwürdig war, weil ich mich als Teenager nie dünn gefühlt habe. Doch als ich mich nun so sah, fiel mir auf, dass ich nicht mal ansatzweise so fett gewesen war, wie ich mich selbst immer empfunden hatte! Wie schrecklich, dass diese Phase meines Lebens, in der ich tatsächlich dünn war, vollkommen unbemerkt an mir vorbeigegangen ist. Keine Ahnung, wieso ich mich derart fett finden konnte, obwohl ich es doch überhaupt nicht war. Vielleicht ist das Fernsehen schuld – ich war nie so perfekt wie Marcia Brady aus der alten Familienserie *Drei Mädchen und drei Jungen* –, vielleicht lag es auch an den anderen Kindern in der Schule oder einfach nur daran, dass ich mich anders gefühlt habe und ohne Mutter aufgewachsen bin. Ich frage mich, ob es einen Unterschied gemacht hätte, wenn mir klar gewesen wäre, dass ich in der Realität völlig anders aussah als in meiner eigenen Wahrnehmung. Bin ich allen Ernstes erwachsen geworden und buchstäblich in das Bild hineingewachsen, das ich von mir selbst im Kopf hatte?

Ich empfand mich selbst stets als zu fett, deshalb öffnete mir dieses Foto die Augen. Mir war nicht klar gewesen, wie groß die Diskrepanz zwischen der Realität und meinem eigenen Körperbild war. Wenn man kein objektives Bild von sich selbst hat, ist es schwer, sich zu akzeptieren. Und genau das mag ich an diesem Buch so sehr. Es hat einen witzigen Titel, und es stehen ein paar echt gute Gags drin, aber in Wahrheit geht es darum, sich selbst zu sehen, sich zu akzeptieren und von dem Schamgefühl zu lösen, das übergewichtige Menschen in den Augen der Gesellschaft anscheinend haben sollten.

Je älter ich werde, umso klarer wird mir, dass Dick- oder Dünnsein nur sehr wenig damit zu tun hat, was ein Mensch beizutragen hat. Überdies ist es eine Tatsache, dass das Gewicht eines Menschen – ebenso wie alles im Leben – einem steten Wandel unterliegt. Ich kann Ihnen sagen, wie viel ich vor fünf Jahren gewogen habe, und ich kenne auch mein aktuelles Gewicht. Aber ich habe nicht die leiseste Ahnung, wo der Zeiger der Waage in fünf Jahren stehen wird. Ich könnte Twiggy Konkurrenz machen oder die Hauptrolle in einer Neuverfilmung von *Orca – Der Killerwal* übernehmen. Keine Ahnung. Und weshalb um alles in der Welt sollte ich mein Selbstwertgefühl an etwas festmachen, was derart starken Schwankungen unterliegt?

Eines kann ich allerdings mit Gewissheit sagen: Während dieser hypothetischen fünf Jahre habe ich die Hoffnung auf ein erfülltes Leben, mit wichtigen Aufgaben, wie beispielsweise die Arbeit für meine Stiftung für sozial benachteiligte Kinder und Rosie's Broadway Kids-Programm. Ich kann etwas bewirken in der Welt und ein aktives Leben im Schoß meiner eigenen Familie führen. Ist das nicht viel wichtiger als die Frage nach meinem Gewicht?

Übergewichtige Menschen sind Zielscheiben übelster Vorurteile. »Fett« ist eine der schlimmsten Beschimpfungen, die man einem anderen Menschen entgegenschleudern kann. Wenn einen jemand derart auf die Palme treibt, dass man keinen anderen Ausweg mehr weiß, beschimpft man ihn als fett, obwohl er es in Wahrheit gar nicht ist. Es ist eine Beleidigung, die jeden bis ins Mark trifft. Ich finde, es ist höchste Zeit, etwas zu ändern. Wir müssen endlich anfangen, in uns und in anderen den wahren Menschen zu sehen, ohne uns selbst und unser Umfeld auf Maßtabellen oder Kleidergrößen zu reduzieren.

Als Janette mir erzählte, dass sie gemeinsam mit Laura Banks ein Buch mit dem Titel *Die neue A****-Klasse* schreibt, brach ich in schallendes Gelächter aus. Ich bin Comedian und damit der festen Überzeugung, dass ein Lachen alles besser oder zumindest ein klein wenig erträglicher macht. Dieses Buch erleichtert uns mit seinem Humor unsere Bürde ein wenig, und es beschenkt uns mit ungeahnt berührenden Geschichten und Einsichten über das Leben als Übergewichtige. Ich freue mich über diesen neuen Gesprächsansatz und spende meinen Beifall.

Lieben Sie sich selbst und Ihre Freunde und Familie, und dann sehen Sie zu, dass Sie das Beste aus Ihrem Leben machen. Das ist genug. Schließen Sie Frieden mit sich selbst.

Teil I

Die Geburt der
Big Fat Ass Babes

Nichts als Worte

Bekenntnisse eines Gründungsmitglieds von Laura Banks

Sollte Sie der Titel dieses Buches in irgendeiner Weise beleidigen, bedauern Janette und ich das nicht im Mindesten. Wir haben es geschrieben, um Freundinnen zu gewinnen, um viele von Ihnen kennenzulernen und Gelegenheit für ein paar tolle Parkplatz-Partys zu bekommen, aber es gibt einfach keinen geeigneteren Titel für dieses Buch als diesen: *Die neue A****-Klasse.* Durchaus möglich, dass jede Anspielung auf dieses böse »A-Wort« bei der Rezension in einem Provinzblatt oder der Präsentation in einem Hinterwäldler-Sender rigoros gestrichen oder mit einem Piepton ausgeblendet wird, aber das stört uns nicht. Janette liebt das Wort »Arsch«, neben anderen blumigeren Umschreibungen. Erst durch die Verwendung einer Obszönität – und zwar einer vom unteren Ende der Obszönitätsskala, wie wir meinen – bekommt das Buch den »Biss«, den es braucht. Deshalb funktioniert dieses Wort so hervorragend. Es hat so etwas leicht Mieses an sich.

Tatsächlich liegt diesem Titel ein konkreter Vorfall zugrunde. Es war im Sommer 2002. Meine Freundin Carol kam in mein Apartment gestürmt, knallte die Tür zu und stapfte geradewegs in die Küche. Carol ist eine bildschöne Frau mit tollen Designerklamotten, einem schicken Sportwagen und einem erstklassigen Job als Vorstandssekretärin in einem Büro auf der New Yorker Fifth Avenue, wo sie sogar von einer eigenen Sekretärin unterstützt wird. Jedenfalls geht Carol mindestens fünf Mal pro Woche ins Fitnessstudio und besitzt infolgedessen eine sensationelle Figur. Eine Wand des Wohnzimmers in ihrem Apartment über dem Hudson River ist mit einem Spiegel versehen, sodass sich der sensationelle Ausblick auf den Fluss darin reflektiert – ein absolut gigantischer Anblick. Fazit: Sie ist in vielerlei Hinsicht eine Perfektionistin, wie sie im Buche steht, und deshalb muss es ihr unendlich schwergefallen sein, sich auf einen Stuhl plumpsen zu lassen, mir in die Augen zu sehen und nach einer sorgfältig gewählten Kunstpause zu sagen: »Ich geb's auf. Ich muss einfach akzeptieren, dass ich einen fetten Arsch habe.« Ich lachte so schallend, dass ich dachte, ich kippe gleich um, und fühlte mich, als hätte der Blitz in meinen *eigenen* Prachthintern eingeschlagen.

Hinzu kam, dass ich zum Zeitpunkt von Carols Resignationserklärung und Akzeptanz ihrer anatomischen Gegebenheiten gerade *Licht am Ende des Lebens* von Betty J. Eadie las. In diesem Buch beschreibt Betty eine Nahtoderfahrung und schildert, wie sie sich auf »ein Licht« zubewegte, sterbliche Belange überwand und an einen Ort der Sicherheit, des Verstehens und der Hinnahme geführt wurde. Genau in diesem Augenblick kam es mir: Einen fetten Hintern zu haben, ist einem Nahtoderlebnis nicht unähnlich. Man muss einfach weiteratmen und sich auf das Licht zubewegen, nur dass es sich in diesem Fall um die Kühlschrankbeleuchtung handelt.

Schnellvorlauf ins Jahr 2006: Noch immer hatte ich den potenziellen Buchtitel nicht genutzt. Irgendwann nahm ich meinen Mut zusammen und rief Janette an, obwohl ich Angst hatte, sie könnte mich für verrückt halten, weil ich ein ganzes Buch über meinen Hintern schreiben wollte. Aber sie war perfekt für das Projekt, weil sie eine unglaublich witzige Autorin ist, und ich wusste, dass auch sie in der Vergangenheit mit ihrer Kehrseite gehadert hatte. Es gab niemand Geeigneteren als Janette, um sich poetisch in dieses gewichtige Thema einzubringen. Als ich sie anrief und von dem Titel erzählte, lachte sie sich halb tot – ein gutes Zeichen, fand ich.

Dieses Buch ist eine Kampfansage an die Ironie des Schicksals, an eine der größten Ungerechtigkeiten des Lebens – die ständige Qual in unserem Herzen, äußerlich nicht hübsch genug zu sein, um uns innerlich selbst lieben zu können. Janette und ich sind keine Anthropologen und haben auch keinen Abschluss in Ernährungswissenschaften oder sonst etwas – stattdessen haben wir einen Doktortitel in Selbstverachtung mit dem Nebenfach Minderwertigkeitskomplex wegen Frustessen. Was dieses Thema angeht, sind wir echte Experten, und dieses Buch hier ist unsere Doktorarbeit. Hier geht es um mehr als um reine Blödeleien. Das hier ist die Geschichte unserer dicken Hinterteile. Wir haben unsere eigenen Erlebnisse und Erfahrungen in diesem Buch verarbeitet, damit Sie alle lesen können, wie wir zu dem wurden, was wir heute sind.

Wir haben es uns auf die Fahne geschrieben, die Botschaft zu verkünden: Lieben Sie Ihren Arsch. Lieben Sie sich selbst. Es gibt keinen Grund, länger unglücklich zu sein. Das Leben sollte jeden Tag wie ein Nahtoderlebnis behandelt und gelebt werden, denn wenn es eines wäre, würde sich dann irgendeiner noch für seinen Hintern interessieren?

Lernen Sie, Ihren BFA zu lieben

Die meisten von uns hassen ihren Hintern. Es gehört nicht viel dazu, um zu glauben, man hätte einen sogenannten BFA, einen Big Fat Ass – ob es nun drei, fünf oder vielleicht auch zehn Kilo zu viel sind oder ob Sie tatsächlich einen Ballonhintern haben. Dabei ist das Leben viel zu kurz, um sich von seinem Hintern Einschränkungen auferlegen zu lassen. Wir alle müssen einfach vergessen, wie wir von hinten aussehen. Wen kümmert es, wie es an dieser Front aussieht, solange sie sich hübsch im Hintergrund hält?

Jede von uns kennt ein paar miese Witze über Fettärsche, die meistens dann zum Besten gegeben werden, wenn wir versuchen, uns in eine Hose aus dem letzten Jahr zu zwängen, wobei uns jedes Sauerstoffatom aus dem Leib gepresst wird. Geben Sie das Ding der Heilsarmee, und lassen Sie sich eine Spendenquittung geben, die Sie von der Steuer absetzen können (und kaufen Sie sich von der Ersparnis ein leckeres Stück Kuchen). Wenn Sie Ihren letzten Freund abservieren konnten, sollte es doch wohl kein Problem sein, auch diese dämliche Hose loszuwerden – die haben doch sowieso nur Platz im Schlafzimmer weggenommen. Alle beide! (Janette besteht auf der Theorie, dass etwas in der Luft oder im Wasser sein muss – wahrscheinlich auf Betreiben der Regierung –, was unsere Klamotten schrumpfen lässt. Glauben Sie es ruhig, wenn Sie wollen. Leugnen ist eine Methode, deren Wirksamkeit man nicht unterschätzen sollte.)

Ein Klaps auf den Allerwertesten

Zur Belohnung, weil Sie dieses Buch gekauft haben, dürfen Sie sich selber den Hintern tätscheln. Für die Bereitschaft, zuzugeben, dass Sie von Ihrem BFA besessen sind. Damit haben Sie die Hürde übersprungen und sich von dem Zwang befreit, jemals ein Korsett anlegen zu müssen. Natürlich wollen Sie immer noch gern abnehmen, aber immerhin sind Sie bereit, die Tatsache anzuerkennen, dass Ihre Kehrseite in absehbarer Zeit wohl kaum maßgeblich schrumpfen wird. Wir haben uns deswegen geschämt, waren deprimiert und haben es am Ende überwunden – wir lassen uns nicht länger von den perfekten Superärschen in Zeitschriften, im Fernsehen und in Filmen die Laune vermiesen. Wir haben endlich begriffen, dass der Aufwand viel zu groß wäre, und sind es verdammt noch mal leid, ständig diesen Idealen hinterherzuhecheln.

Wir sind zu dem Schluss gelangt, dass es an der Zeit ist, unseren Big Fat Ass lieben zu lernen. Es gibt keinerlei Grund, sich seinen Hintern zum Erzfeind zu machen. Wir sollten lieber versuchen, unseren BFA, zu einem Teil unseres Körpers zu machen, statt ihn wie zwei am Gürtel baumelnde Sandsäcke zu behandeln. Damit wird nur einer ver-arscht: wir selbst. Also akzeptieren Sie Ihren BFA, und freuen Sie sich über ihn. Treten Sie in einen FKK-Verein ein, wenn Sie Lust dazu haben. Wen kümmert es schon, was andere denken? Obwohl Janette bereits über 40 Kilo abgenommen hat, ist ihr Hintern immer noch beachtlich. Sie sollten sie mal im Badeanzug sehen. Wenn sie läuft, sieht sie aus wie eine Lavalampe auf Beinen. Also, seien Sie tapfer. Tragen Sie Tanga. (Seien Sie sich aber darüber im Klaren, dass Mini-Tangas nicht ganz ungefährlich für die geschätzte Kehrseite sind, also nehmen Sie lieber einen knallbunten. Der ist leichter zu finden, sollten Sie auf die Dienste des Notarztes angewiesen sein.)

Das Wichtigste ist, sich nicht davon aus dem Konzept bringen zu lassen, dass sämtliche Diätversuche kläglich gescheitert sind. Nur weil Sie mittlerweile 8,3 Kilo mehr wiegen als vor Beginn Ihrer Diät, bedeutet das noch lange nicht, dass Sie versagt haben. »Ich habe nicht versagt. Ich habe nur zehntausend Dinge erfunden, die nicht funktionieren«, erklärte Thomas Edison im Zuge der Erfindung der Glühbirne. Es ist alles eine Frage der Entwicklung. Im Mittelpunkt Ihrer Entwicklung steht eben Ihr Hinterteil. Und da dieser Entwicklungsprozess aller Wahrscheinlichkeit nach niemals enden wird, weshalb ihn nicht ebenfalls lieben lernen? Wir sehen keinen Grund darin, unglücklich zu sein, deshalb fragen wir uns: Wieso können wir nicht alle auf du und du mit unserem Hintern sein?

Der springende Punkt ist, dass wir überglücklich sind, weil Sie dieses Buch gekauft haben. Wenn Sie so sind wie wir, gehören Sie zu den leidenschaftlichen Essern und haben folglich höchstwahrscheinlich selten Hunger. Wir auch nicht. (Könnte mal jemand die Chips rübergeben?) Also seien Sie willkommen, und schieben Sie Ihren fetten Arsch rüber. Machen Sie Platz für neue Freunde, und genießen Sie *Die neue A****-Klasse.*

Eine Frage des Fettes

Ein BFA ist eine zutiefst persönliche Angelegenheit, wobei die Kriterien für einen BFA variieren können. Wir kennen beispielsweise eine Frau, die im Dauerclinch mit ihrem BFA liegt, aber wenn Sie sie auf der Straße vorbeigehen sehen würden, wäre Ihr Kommentar garantiert: »Oh, seht mal, was für ein knackiger Po.« Womit Einsteins Relativitätstheorie wieder mal bewiesen wäre. Trotz seiner etwas schrägen Frisur war der Mann ein echtes Genie. Was für das eine B-FAB (Big Fat Ass Babe)* ein BFA ist, muss für ein anderes nicht unbedingt gelten, trotzdem verdienen beide unseren Respekt, verdammt noch mal.

Big Fat Ass Babes sind auch immer Beautiful Fat Ass Babes. Fangen wir einfach an, unsere Hinterteile zu akzeptieren, damit wir uns Wichtigerem zuwenden können. Es ist genau dasselbe wie mit dem Dispokredit. Wieso sich graue Haare wachsen lassen, wenn man sowieso weiß, dass man ihn niemals wird abzahlen können, auch wenn man hundert Jahre alt wird. Mit dem Hintern verhält es sich exakt genauso. Er wird immer ein Teil von Ihnen sein – wie Schulden, und die Zinsen verdoppeln sich auch mit jedem Tag.

Die vergessene Kunst des Big Fat Ass

Eine wunderschöne, ausgeprägte Kehrseite diente einigen der bedeutendsten Maler aller Zeiten als Inspiration: Degas, Matisse, Delacroix und Renoir, um nur wenige zu nennen. Diese Männer wussten, dass es nichts Sinnlicheres, nichts Reizvolleres und Romantischeres gibt als die sanften Rundungen eines prallen Hinterteils. Sie schwelgten in der Sinnlichkeit der alles andere als zierlichen Kurven ihrer stämmigen Modelle. Renoir ist berühmt für seine Schönheiten mit Hinterteilen, die den Großteil der Leinwand mit Beschlag belegen –

* A. d. Verlags: Da es der deutschen Übersetzung (»Breite Fett-Arsch-Braut«) an Charme mangelt, wurde im Folgenden die englische Formulierung »Big Fat Ass Babe« beibehalten.

Prachtärsche beim Besteigen oder Verlassen der Badewanne, mit Besitzerinnen, die über die Schulter in den Spiegel sehen und sich dabei die Kehrseite abtrocknen. Allein für die Vollendung einer einzelnen Hinterbacke muss so manche Farbtube draufgegangen sein. Ein (mittlerweile verstorbener) Historiker merkte einst an, Renoir habe so viele Prachtärsche gemalt, dass er einmal von den Ausdünstungen der Ölfarbe ohnmächtig geworden sei. Aber das war es allemal wert, denn all das geschah in einer Ära, in der dicke Hinterteile als absolut angesagt galten. Von diesen Prachthintern-Schöpfern, von jenen, die die ausladenden Rundungen in den Himmel heben, können wir eine wichtige Lektion lernen. Wir müssen uns vor Augen führen, dass unsere BFAs in früheren Jahrhunderten angebetet und vergöttert wurden. Was ist nur mit uns passiert? Haben wir völlig den Verstand verloren? Wie konnten wir vergessen, dass wir wunderschön sind?

Irrungen und Wirrungen an der BFA-Front

Denken Sie an etwas, was Sie von ganzem Herzen lieben, sich aber trotzdem dafür schämen – Ihren Ehemann, Ihren Sohn, Ihr Haustier, das grundsätzlich den Nachbarn auf den Schoß pinkelt, wenn sie zum Kaffee vorbeikommen. Sie alle lieben Sie doch auch nicht weniger, nur weil Sie sich für sie genieren. Tja, genau diese Einstellung brauchen Sie auch zu Ihrem Prachthintern. Mit ihm verhält es sich ganz genauso wie mit allen anderen Quellen extremer Peinlichkeit. Wir wollen Sie motivieren, nicht Ihre gesamte Zeit und Energie in den Hass auf Ihre Kehrseite zu stecken – in jenes Ding, das Ihnen den lieben langen Tag an den Fersen klebt. Seien Sie sich darüber im Klaren, dass der Widerwille, den Sie Ihrem Hinterteil entgegenbringen, niemals verschwinden wird. Wir wollen erreichen, dass Sie alle Ihren Hass auf Ihre Prachtärsche liebevoll in die Arme schließen und endlich in Frieden mit Ihrer Slipgröße leben.

Dieses Buch kann auf diesem Weg eine hilfreiche Quelle sein. Beispielsweise können wir Ihnen tolle Ratschläge geben, wie Sie Ihren Prachtarsch in knallengen schwarzen Jeans mit Pullovern, Schals, Zimmerpflanzen und gängigen Haushaltsutensilien kaschieren können. Wir könnten Ihnen sogar verraten, welche Haustiere die besten Accessoires zu dicken Oberschenkeln abgeben. (Es gibt da eine Frau, das arme Ding, die sich versehentlich auf ihren kleinen Pudel gesetzt hat, kein Scherz. Drei geschlagene Wochen haben sie nach Fluffy gesucht! Natürlich hat das bedauernswerte Kerlchen gebellt, aber das wurde irrtümlich als Flatulenz ausgelegt. Eine Lektion, aus der wir alle etwas lernen können.) Die wichtigste Erkenntnis ist jedoch, dass Sie nicht allein sind.

BFA-Besitzerin – ja oder nein?

Das erste Anzeichen ist die Tatsache, dass Sie dieses Buch gekauft haben und darüber lachen können. Die meisten B-FABs haben einen tollen Sinn für Humor, nur finden sie es wenig amüsant, wenn andere Leute über sie lachen. Aber *mit* ihnen? Bitte sehr! Wahre B-FABs haben längst begriffen, dass wir dieses Buch mit Humor angehen, um Sympathiepunkte zu kassieren und von unseren dicken Hinterteilen abzulenken. Ist das nicht genau das, was man auf Partys macht? Ist das nicht die typische B-FAB-Methode? Auf die ernsten Dinge kommen wir später noch zu sprechen. Nachdem wir Sie auf unsere Seite gezogen haben. Schlau, was?

Sämtliche Zweifel daran, ob Sie einen BFA besitzen oder nicht, können ausgeräumt werden, wenn Sie folgendes Kriterium erfüllen: Wenn Ihr BFA echt gewaltig ist, haben Sie bestimmt schon gemerkt, dass sich an seinem oberen Ansatz, praktisch direkt unter der Taille, eine schanzenartige Fläche gebildet hat. Das ist auf gewisse Weise nervtötend, beispielsweise können sich die Klamotten dort verhaken und wirklich üble Dinge zum Vorschein bringen, wie die Rückseiten Ihrer Oberschenkel. Es hat aber auch seine praktischen Seiten, zum Beispiel wenn man nach dem Kinobesuch zu Hause noch Popcorn-Reste vorfindet. Wenn Sie eine dieser Schanzen besitzen, können Sie nur den Tatsachen ins Auge sehen – Sie sind mit an Sicherheit grenzender Wahrscheinlichkeit ein B-FAB. (Wenn Sie dieses Ding nicht besitzen und keine Ahnung haben, wovon wir hier reden, aber diese fiesen letzten drei Kilos nicht loswerden, egal was Sie anstellen, dann können Sie trotzdem ein B-FAB sein – alles eine Frage der Einstellung.)

Wenn Sie sich immer noch fragen, ob Sie einen echt fetten Hintern haben, gibt es ein klassisches BFA-Zeichen: Backenüberhang. Sie erkennen ihn auf den ersten Blick. Wenn Sie sich, sagen wir in Ihrem Baby-Doll-Schlafanzug, auf einen harten Küchenstuhl setzen und eine beachtliche Fleischmenge über die Kanten hängt, sind Sie dabei. Bei manchen klappt das auch, wenn sie vollständig angezogen sind. Auf Holzstühlen in Gartenrestaurants ist es sogar noch schlimmer, besonders wenn starker Wind herrscht. Dann kommt es möglicherweise gar zum sogenannten Flatter-Phänomen. Wie Bettlaken an der Wäscheleine im Sommer – nur dass es sich dabei um Ihr eigen Fleisch und Blut handelt. Wir stellen uns gern vor, dass es ein alarmierendes Geräusch von sich gibt, wie eine Flagge, die bei strammer Nordost-Brise am Fahnenmast knattert. Vielleicht wäre es ratsam, all das zu vergessen und künftig einfach keine Restaurants mit winzigen Stühlen mehr zu besuchen.

Quiz: Wie fett ist Ihr BFA wirklich?

1. Stoßen Sie oft frei stehende Werbeschilder in Geschäften um?
2. Verlieren Sie häufig Dinge in den Weiten Ihrer Hosen?
3. Tragen Sie lange Shirts über allem, auch über Abendkleidern?
4. Hassen Sie jede Form von Rückspiegeln, selbst die im Auto?
5. Weigern Sie sich, mit einem schlanken Mann auszugehen, weil Sie davon überzeugt sind, neben ihm noch fetter auszusehen?
6. Weigern Sie sich, mit einem schlanken Mann auszugehen, weil Sie befürchten, Sie könnten sich versehentlich auf ihn setzen und ihn umbringen?

Zählen Sie die Punkte zusammen. Für jedes »Ja« gibt es 1 Punkt.
1–2 Punkte: Ihr Hintern ist noch nicht richtig fett, wird es aber bald sein, keine Sorge.
3–5 Punkte: Definitiv ein BFA, passt aber immer noch durch ein Drehkreuz.
Mehr als 5 Punkte: Genießen Sie ihn, wackeln Sie mit ihm, lassen Sie ihn im Wind flattern. Glückwunsch, Sie haben einen erstklassigen BFA.

Ihr Hintern als wesentlicher Bestandteil Ihres Lebens

Viele Menschen glauben, das Leben sei schöner, wenn sie überhaupt keinen Hintern hätten. Dabei ist das unpraktischer, als man annehmen würde. Wir ersparen Ihnen an dieser Stelle die auf der Hand liegenden Witze darüber, wie schwierig es wäre, sich hinzusetzen, und wenden uns stattdessen lieber der Frage zu, wie schlecht die Jeans ohne vorhandene Kehrseite sitzen würden. Was hätten wir an dieser Stelle? Nichts als eine Kuhle unterhalb der Taille. Wäre damit irgendetwas besser? Ganz bestimmt nicht. Und schon keimt ein winziger Schimmer Dankbarkeit für diese hübsche kleine Speckansammlung auf. Sie brauchen Ihren Hintern, und Ihr Hintern braucht Sie. Darum geht es im Leben.

Wir fassen zusammen: »Lieben Sie Ihren BFA« leicht gemacht

Schließen Sie Waffenstillstand mit Ihrem BFA in zwei einfachen Schritten:

Schritt 1: Heißen Sie Ihren BFA willkommen. Hören Sie auf, gegen ihn anzukämpfen.

Hören Sie auf, als »Abnehm-Anreiz« Klamotten zu kaufen, die Ihnen nicht passen. Nehmen Sie das Model-Foto vom Kühlschrank. All das ist nichts anderes als psychologische Kriegsführung. Hören Sie auf, sich selber zurückzuweisen, sich zu verurteilen und Ihr Selbstwertgefühl am Ausmaß Ihres Hinterns festzumachen, denn, ganz ehrlich, dabei können Sie nur verlieren. Sagen Sie stattdessen zu Ihrem Prachtarsch: »Willkommen in meinem Leben. Ich bitte dich nur um eins: Bleib immer schön hinter mir.« Lassen Sie ihn zufrieden. Machen Sie einen Deal mit ihm. Er kann tun und lassen, was er will, solange er nicht von Ihnen erwartet, dass Sie darauf reagieren.

Schritt 2: Lachen Sie.

»Lachen Sie über sich selbst, bevor andere es tun«, sagte die berühmte Klatschkolumnistin Elsa Maxwell einmal. Lachen entkrampft und erleichtert den Umgang mit nahezu allem. Im Verlauf dieses Buches werden wir schockierende, höhnische und boshafte Kommentare vom Stapel lassen. Bitte seien Sie sich über eines im Klaren: Wir sind Comedians. Wir begegnen Gefühlen mit Humor. Kurz gesagt, das ist unsere Methode, um uns besser zu fühlen. Und wenn es bei Ihnen denselben Effekt hätte, wäre das toll. Sogar sensationell, ganz ehrlich. Also, bitte lassen Sie alles stehen und liegen und schicken eine E-Mail an unseren Verleger, in der Sie ihm mitteilen, dass Sie uns klasse finden. Und vergessen Sie den uralten Spruch nicht: »Wenn dein Prachtarsch dich nicht umbringt, macht er dich stärker!«

Ein geborenes B-FAB

Bekenntnisse eines Gründungsmitglieds von Janette Barber

Manche kamen schon mit einem BFA zur Welt, bei anderen wuchs er erst im Lauf der Jahre. Ich gehöre wohl zu Letzteren, denn bis zur ersten Klasse hatte ich eigentlich eine völlig normale Figur. (In diesem Fall nenne ich die Begriffe »Janette« und »normal« ausnahmsweise in einem Atemzug. Wichtig in diesem Zusammenhang ist, dass ich ausschließlich von meinem Gewicht und nicht meinem Geisteszustand spreche.) Ich bin ohne Mutter, die mich als Säugling im Stich ließ, aufgewachsen unter der Obhut eines völlig durchgeknallten Vaters (Gott hab ihn selig) in einem 200 Jahre alten Farmhaus, lediglich umgeben von 60 Hektar Feldern und nichts als Feldern, ohne Nachbarn, Verwandte, Freunde oder einen Fernseher – da passt der Begriff *normal* wohl kaum auf irgendeinen Aspekt meiner Persönlichkeit. Mit sieben wog ich bereits 52 Kilo. Sechs Jahre später, in der achten Klasse, brachte ich es auf stattliche 91 Kilo, mit 14 auf knapp 114 Kilo. Haben Sie das System dahinter erkannt? Solange ich allein war, hatte ich Normalgewicht. Sobald ich jedoch mit anderen Leuten in Kontakt kam, ging ich auseinander. Janette spielt nicht gern mit anderen Kindern.

Viele meiner Therapeuten (Was? Wie viele Therapeuten hatten Sie denn? Wenn die Antwort »Gar keinen« lautet, legen Sie sich um Himmels willen schleunigst einen zu. Sie müssen ja eine tickende Zeitbombe sein.) gelangten zu dem Schluss, dass meine Eltern gar nicht mein größtes Problem waren – was unter den gegebenen Umständen eine ziemlich schockierende Erkenntnis ist. Meine größten Probleme haben offenbar angefangen, als ich (zu meinem Leidwesen) mit »anderen Kindern« in Berührung kam. Igitt. Ich konnte sie nicht leiden und hatte nicht die Absicht, meine Zeit mit ihnen zu vergeuden. Was mich aus völlig unerfindlichem Grund zum … Außenseiter machte. Wer hätte das gedacht.

Als ich beschloss, in die Grundschule zu gehen, hatte ich einen konkreten Plan. (Selbstverständlich war die Einschulung meine eigene Entscheidung. Wenn Sie glauben, ich hätte jemals in meinem Leben etwas getan, was mir gegen den Strich ging, wissen Sie nicht, mit wem Sie es zu tun haben.) Ich wollte unbedingt lesen lernen. Ich konnte es kaum erwarten. Ich liebte Bücher. Ich merkte mir die Inhalte der Bücher, die mir meine Großtante Martie vorlas, und tat dann so, als läse ich sie laut jedem vor, der bereit war, mir zuzuhören. Eine Zeit lang dachte mein Vater, er beherberge ein echtes Wunderkind unter seinem Dach, bis er merkte, dass ich die Seiten im verkehrten Moment umblätterte. Jedenfalls war Lesen für mich der Grund, zur Schule zu gehen, aber die lausigen Lehrer hatten andere Pläne. Statt uns der wichtigen Aufgabe des Lesenlernens zu widmen, sollten wir unsere Zeit damit vergeuden, im Kreis herumzuschlurfen und irgendein schwachsinniges Lied zu singen, während Mrs Gagnon uns auf dem Klavier begleitete. Also bitte! Ich schmollte und hatte nur einen Gedanken – ich beherrschte das verdammte Alphabet immer noch nicht! Außerdem gab es Zeichnen (wird ja immer besser) und Mathematik (wie beleidigend), und dann zwangen sie uns – jeden verdammten Tag –, nicht nur eine Ruhepause einzulegen, sondern zwei. Wobei die zweite Pause eindeutig die schlimmere war, weil wir wieder zu Spielen gezwungen wurden, bei denen wir uns im Kreis aufstellen und bei den Händen fassen mussten. *Oh nein, nicht mit mir! Mir geht's ganz hervorragend hier an der Wand, mit gekreuzten Ar-*

men und den Blick starr auf den Boden gerichtet. Ich werde niemanden an der Hand halten. HAUT AB! Ich war nicht bereit, mit irgendjemandem ein Wort zu wechseln, es sei denn, es diente der Durchsetzung meines Ziels – hatte ich es schon erwähnt? – Lesen zu lernen.

In der ersten Klasse hatte ich eine Lehrerin, die eindeutig zu oben erwähnter Gruppe derjenigen gehörte, die nie in den Genuss einer Therapie gekommen waren. Sie klärte uns nicht nur darüber auf, dass der Weihnachtsmann nicht existiert (Schockierend! Nein! Wie ist das nur möglich?!), sondern verkündete vor der ganzen Klasse jedes Mal, wenn wir irgendetwas Blödes für unsere Mütter basteln sollten: »Und für Janette und Lorraine« – das war ein anderes Mädchen in meiner Klasse – »schreibe ich VATER an die Tafel, weil sie ja keine Mutter haben.« Das fühlte sich jedes Mal so an, als streue mir jemand Glassplitter in die Augen, und die Tatsache, verlassen worden zu sein, brannte höllisch. Lorraines Mutter hatte wenigstens den Anstand besessen zu sterben, während meine eigene »davongelaufen« war, um meinen armen, verlassenen Vater zu zitieren.

Es war eine Scheidung mit Schuldspruch, denn zu dieser Zeit galt Ehebruch als Verbrechen. Noch Jahre, nachdem sie weg war, drillte mein Vater meine Schwester und mich darauf, was wir vor Gericht sagen sollten, falls unsere Mutter, die mittlerweile »Mrs Willy« hieß, versuchen sollte, das Sorgerecht für uns zu erstreiten. (»›Ich will bei meinem Daddy bleiben. Daddy!‹ Ich hab es gesagt. Okay, noch mal? ›Ich will bei meinem Daddy bleiben, ich will nicht mit Mrs Willy gehen.‹«) Meine Schwester und ich grübelten oft darüber nach, wie es wäre, wenn dieses Ungeheuer, das wir praktisch nicht kannten, eines Tages käme und versuchen würde, uns von zu Hause wegzuholen, aber das tat sie nicht, und ich sah sie nie wieder.

Gut war, dass ich wenigstens endlich lesen lernte. Und zwar sehr gut. Ich bin eine erstklassige Leserin. Alle meine Therapeuten erklärten auch, dass ich mich als Kind in einer emotionalen Krisensituation dem Essen zugewandt (wie man unschwer erkennen konnte) und gezielt gegessen hätte, um fett zu werden (was mir weniger offensichtlich erscheint), weil ich den Schutz der Fettschwarten um mich herum gebraucht hätte. Das Entscheidende dabei ist, dass ich als Erwachsene dieses Fett nicht mehr als Schutzpanzer brauchte und damit auch fähig war, diese 40 Kilo abzunehmen. Aber allem Anschein nach sind diese zehn, zwölf Kilo Gewicht an Oberschenkeln und Hintern immer noch wichtig für mich. (Mir ist das egal, also sollen gefälligst alle damit aufhören, mich zu piesacken, ich soll abnehmen. Schluss damit. Genau das ist der Grund, weshalb Gott jedem Menschen einen Arsch gegeben hat – damit sich jeder Gedanken um den eigenen machen und meinen in Frieden lassen kann. Hmpf.)

Die Gewissheit, dass mein BFA einem Zweck dient, macht ihn nur umso liebenswerter für mich. Mein guter, alter Hintern. Mein Gefährte. Er war immer für mich da, wenn ich ihn brauchte. Von Anfang an war und auch am Ende wird er noch Teil von mir sein. Es wäre wirklich unfair, ihn oder mich selbst dafür zu hassen, weil er so ein Prachtexemplar ist. Natürlich setze ich alles daran, ihn in Schach zu halten, damit ich an meinem Haus nicht anbauen muss, um ihn beherbergen zu können, aber das ist kein Grund, mich deswegen mies zu fühlen. Obwohl ich leider genau das häufig tue. Manche Leute gehen gern wandern, andere widmen sich ihren Handarbeiten. Ich rangle mit meinem Prachtarsch. Das Leben ist doch eine feine Sache.

Ihr Selbstbild – Schnappschuss von hinten

Ihre Einstellung zu sich selbst und die zu Ihrem dicken Hintern sind untrennbar miteinander verknüpft. Wenn Sie Ihren Prachtarsch hassen, hassen Sie sich selbst. Wenn Sie mit Ihrem Prachtarsch streiten, liegen Sie mit sich selbst im Clinch. Am Ende wird Ihnen nichts anderes übrig bleiben, als sich und Ihren Prachtarsch zur Paartherapie zu schwingen. HIER GEHT ES NICHT NUR UM SIE. Ihr Arsch hat ebenfalls eine Meinung. Ihr BFA hält Ihnen schon seit so vielen Jahren den Rücken frei. Deshalb ist es höchste Zeit, ihm mal etwas zurückzugeben. Höchste Zeit, ihn lieben zu lernen. Höchste Zeit, ein selbstbewusstes, selbstbestimmtes B-FAB zu werden. Wer behauptet »glücklich« sei ein Attribut, das nur anderen vorbehalten ist?

Sie sind, wer Sie zu sein glauben

Das Bild, das man von sich selbst hat, ist häufig um so viel negativer als das anderer Menschen. Zu dieser Erkenntnis gelangte Janette in ihren Dreißigern. Bereits seit ihrer Kindheit war sie massiv übergewichtig, und es stellte sich heraus, dass sie strenger mit sich ins Gericht ging als alle anderen. Das wurde vor allem nach ihrem massiven Gewichtsverlust in den Neunzigerjahren offenkundig.

Janette, die damals als Stand-up-Comedian arbeitete, fuhr eines Tages ins Hinterland von New York zu einem Auftritt mit ihrem Kollegen Mike Sweeney (dem langjährigen Chefautor von *Late Night with Conan O'Brien*). Janette hatte seit ihrer letzten Begegnung mehr als 20 Kilo abgenommen, was natürlich zur Sprache kam. Mike wollte wissen, wie es sich anfühlte, so viel Gewicht zu verlieren, dass manche Leute sie nicht einmal mehr wiedererkannten. Janette, noch ganz unter dem Einfluss des kürzlichen Gewichtsverlustes, ritt, wie üblich, der Teufel. Sie war sauer. Sie war es leid. Sie erzählte Mike, wie sehr es ihr auf die Nerven falle, dass Leute, die sie vorher mit dem Arsch nicht angeguckt hätten, nun auf einmal scheißfreundlich seien. Sie war sogar sauer auf die Agenten, die sie früher nie gebucht hatten und ihr jetzt alle möglichen Auftrittsangebote vor die Füße kippten. Die meisten Menschen würden schweigend zuhören, aber nicht Mike Sweeney. Obwohl sie nur flüchtige Bekannte waren, beschloss er, den unbequemeren Weg zu gehen und Klartext zu reden. »Na ja, Janette«, sagte er, »ich bin sicher, das stimmt alles … andererseits warst du, als du noch fett warst, immer nur auf dich fixiert und echt peinlich.« Seine Worte waren ein Schlag in die Magengrube. Die ganze Zeit hatte Janette gedacht, die Leute könnten sie wegen ihres Gewichts nicht leiden … dabei lag es an ihrem Charakter! Was für ein Schock. Und was für ein Geschenk! Dieser Moment hat ihr Leben von Grund auf verändert. Denn ihr wurde bewusst, dass niemand einen größeren Einfluss auf ihr Leben nehmen konnte als sie selbst.

Selbstwertgefühl ist alles

Es ist wichtig, zu erkennen, dass nur Sie allein die Kontrolle über Ihr Selbstwertgefühl haben. Wenn Sie jemals ein Buch von Dale Carnegie gelesen oder an einem Motivationsseminar teilgenommen haben – und sei es nur »Schaffe Ordnung in deinem Kleiderschrank!« – wissen Sie, dass Ihre Einstellung zu einem bestimmten Thema maßgeblich dafür ist, welche Auswirkungen es auf Ihr Leben hat. Für Ihren Hintern gilt genau dasselbe. Es geht nicht darum, was andere Leute über ihn denken. Es geht darum, was *Sie* denken, was andere Leute denken, was Sie über Ihren Hintern denken. Versuchen Sie doch mal, mittels Visualisierungstechniken Ihr Gehirn darauf zu programmieren, Ihren Hintern als den hübschen Fortsatz zu betrachten, der er in Wahrheit ist (selbst wenn Sie ihn die meiste Zeit nicht ausstehen können).

Versuchen Sie beispielsweise, folgende Situation so klar und deutlich vor sich zu sehen, als würden Sie sie auf der Kinoleinwand sehen: Stellen Sie sich vor, Sie gehen mit einem supersüßen, wahnsinnig attraktiven, aufregenden Mann aus, der das Potenzial hat, »der Richtige« zu sein, obwohl Sie ihn kaum kennen. Visualisieren Sie jetzt, dass Ihr Prachtarsch, unabhängig davon, dass er so groß wie ein Heißluftballon ist, nicht in den Dunstkreis seiner bewundernden Blicke kommt. So, und wenn Sie das geschafft haben – Ende, Schnitt. Das war's. Mit dieser Technik können Sie alles kriegen, was Sie sich je gewünscht haben – bis auf kalorienfreie Süßigkeiten vielleicht. Sie können sich ausmalen, Sie stünden in leuchtend roten Shorts auf dem verhassten Familiengrillfest, nur diesmal fühlt es sich völlig anders an. Sie haben Ihren Spaß, und keiner, auch Sie selbst nicht, bildet sich ein Urteil über Ihren Arsch. Stellen Sie sich vor, bei Ihrem Vorstellungsgespräch sei der gesamte Raum mit Renoirgemälden vollgepflastert – am Ende haben Sie nicht nur den Job, sondern einen Gratis-Mitarbeiterparkplatz und eine Gewinnbeteiligung dazu. So läuft das. Normalerweise denken Sie Dinge wie »Ich hasse mich und meinen fetten Arsch und kriege nie im Leben, was ich haben will.« Und dann fragen Sie sich noch, warum Sie unglücklich sind? Hmmm.

Mangelndes Selbstwertgefühl und die unschönen Auswirkungen auf Ihre Kehrseite

Eigentlich sollte im Wörterbuch »Arsch – vgl. schwaches Selbstwertgefühl« stehen. Wir dagegen sagen, mit dem Mangel an Selbstwertgefühl ist es genau dasselbe wie mit dem Hintern: Wenn es/er sowieso schon mal da ist, kann man genauso gut lernen, damit zu leben. Wenn Sie erst einmal begriffen haben, dass diese negativen Gedanken über sich selbst nur in Ihrem Kopf herumgeistern, können Sie sie als Minderwertigkeitskomplex abtun und aufhören, daran zu glauben! Denn sie sind ohnehin eine völlige Fehleinschätzung!

Mangelndes Selbstwertgefühl ist einfach nur traurig. Aus irgendeinem idiotischen Grund haben wir beschlossen, uns selbst zu hassen, nur weil andere Leute uns Gemeinheiten an den Kopf werfen. Stellen Sie sich vor, Sie stehen an der Supermarktkasse mit einem Snickers in der Hand, das dafür sorgen soll, dass Sie auf dem Heimweg keinen Schwächeanfall erleiden. Hinter Ihnen in der Warteschlange sagt irgendjemand etwas wie: »Ich würde das zurücklegen.« Wieso versinken *wir* vor Scham im Boden, als hätten *wir* etwas verkehrt gemacht? Wahrscheinlich ist er so ein hohlköpfiger Typ wie der aus *Schwer verliebt* und hat eine supernervöse Bohnenstange als Freundin. Außerdem … Sie stehen vor ihm in der

Schlange. Er kann Sie also nur von hinten sehen. Das ist *sein* Problem.

In der Psychologie heißt so etwas Verinnerlichung – ein negativer Gedanke, der von irgendeinem Schwachkopf ausgesprochen wird und den Sie dann als Ihr eigenes Gedankengut absorbieren. Hören Sie auf damit. Minderwertigkeitskomplexe machen es B-FABs schwer, Rückgrat zu beweisen. Nächstes Mal kaufen Sie einfach noch eine Handvoll extra dicke Schokoriegel und überreichen sie dem Typen hinter sich, der die Klappe nicht halten konnte, als Geschenk. Mit dem Kommentar, er soll sie sich dahin schieben, wo die Sonne nicht hinscheint. Und jetzt genießen Sie Ihre Snickers.

Ja zum Selbstwertgefühl

Es gibt nur ein Wort, und das heißt JA. In Wahrheit können Sie alles erreichen, solange Sie nur bereit und in der Lage sind, die erforderliche Arbeit zu leisten, um an Ihr Ziel zu gelangen. Keiner weiß, wozu er fähig ist, solange er es nicht ausprobiert hat! Das gilt für so ziemlich alles, bis auf Aufgaben, bei denen man sehr, sehr enge Passagen durchqueren muss – wie beispielsweise Höhlentauchen. Höhlentauchen ist für B-FABS möglicherweise nicht ganz so gut geeignet. Wir lassen die Finger davon und interessieren uns auch nicht dafür, wenn uns jemand eine Freikarte dafür schenkt (und nur damit eines klar ist: Freikarten lehnen wir nur sehr, sehr selten ab). Aber das muss es nun wirklich nicht sein. Was wenn wir da unten sind und die Höhle zu eng ist?

Es gibt jede Menge Dinge, die Ihnen ein tolles Gefühl vermitteln. Viel zu viele B-FABS neigen dazu, sich zu isolieren, statt rauszugehen, wo wir Gefahr laufen, Dünnen zu begegnen, die uns Gemeinheiten an den Kopf werfen. Tatsächlich ist es die beste Möglichkeit, unserem todlangweiligen Dasein einen kräftigen Tritt zu verpassen, in den nächsten 30 Jahren einfach jede Einladung anzunehmen, die ins Haus geflattert kommt. Wieso hocken Sie zu Hause herum? Dort ist Ihr Arsch doch keinen Zentimeter kleiner. Wenn wir uns gestatten würden, tanzen, wandern oder ins Fitnessstudio zu gehen, würden wir uns vielleicht viel besser fühlen und dieses einzigartige Wunderwerk menschlicher Anatomie ein bisschen straffen und in Form bringen. Aber nein, wir denken, wir hätten es verdient, zu Hause zu hocken und keinerlei Spaß zu haben. Hören Sie endlich auf, ständig ein schlechtes Gewissen zu haben.

Aller Wahrscheinlichkeit nach werden um das Jahr 2525 herum alle Geschichtsbücher von der Zeit berichten, als auf der Erde die Fettplage einsetzte. Niemand konnte das verstehen, bis man darauf kam, dass die Regierung heimlich ein Fettgas in die Luft abgab, sodass die Menschen gesundheitliche Probleme bekamen und die Pharmaindustrie noch mehr Gewinne absahnte. Wir wissen es nicht. Alles ist möglich, weshalb also sollten wir uns selbst hassen? Im großen Kartenspiel des Lebens hat jeder von uns seine eigene Arschkarte zugeteilt bekommen. Wir haben herausgefunden, dass wir ein wunderbares Leben führen können, wenn wir diese Karte nur richtig einzusetzen wissen.

Bekenntnis
von B-FAB Lucy

Ich mag Hinterteile. Keine Ahnung, wieso. Ich finde sie einfach prima. Ich halte ständig Ausschau nach neuen Prachthintern oder einem, der besonders lustig aussieht, damit ich im Hinblick auf meinen eigenen ein besseres Gefühl habe. Mit Mitte 20 war mein Hintern geradezu sensationell. Ich hatte ein wunderschönes Muttermal auf der linken Pobacke, aber eines Tages merkte ich, dass es beim Hinsetzen wehtat. Also sah ich in den Spiegel und stellte fest, dass es größer geworden war.

Ich war besorgt und ging zum Hautarzt, der meinte, ich hätte ein Melanom. Ich bekam wahnsinnige Angst, ich könnte an Hautkrebs am Hintern sterben, deshalb tat ich das einzig Richtige: Ich vereinbarte einen Termin für eine chirurgische Entfernung. Wie man sich vorstellen kann, war es ein regelrecht traumatisches Erlebnis. (Oh, ich habe völlig vergessen zu erwähnen, dass ich das ganze Jahr über regelmäßig im Bräunungsstudio gewesen war. Genauso entstünden Melanome, erklärte mir der Hautarzt. Warnung an alle: Finger weg vom Solarium!) Der Eingriff selbst war schmerzfrei, aber trotzdem ziemlich merkwürdig. Da lag ich also – auf einem OP-Tisch mit einem Spiegel in der Hand und blankem Hintern, sodass alle Welt ihn sehen konnte. Der Arzt erklärte mir, er würde die Stelle örtlich betäuben, damit ich nichts spürte. Genau das tat er auch. Er zog eine Lampe heran, nahm ein Lineal und begann, die Stelle mit Linien zu markieren, außerdem machte er einige Fotos. Ich musste die ganze Zeit denken, was er wohl nach der Operation damit anstellen würde. Er erzählte mir, wie tief er schneiden müsse, aber dass ich nichts davon mitbekäme. Ich machte mir Sorgen – was trieb dieser Kerl da hinten? Dann fing er an zu nähen, was mir verriet, dass er fertig war. Am Ende gab er Salbe auf die Wundnaht, verband sie und schickte mich mit einem Gummireifen nach Hause, auf den ich mich setzen sollte. Es war ziemlich unbequem und dauerte mehrere Wochen, bis alles verheilt war. Ich konnte nie wieder einen Tanga am Strand tragen, was ich vorher immer getan hatte. Jetzt beschränke ich mich darauf, Tangas nur zu Hause zu tragen. Die Narbe ist mittlerweile verblasst. Das Ganze liegt 15 Jahre zurück, und bis zum heutigen Tag liebe ich meinen Hintern. Das würden Sie auch, wenn Sie ihn um ein Haar verloren hätten.

Hintern-Opfer

Schon oft haben wir B-FAB-Freundinnen stöhnen hören, wie viel leichter ihr Leben wäre, wenn sie nicht mit der Last eines dicken Hinterns gestraft wären. Möglicherweise haben sie das Gefühl, benachteiligt zu sein, und wünschen sich einen einfachen Ausweg aus ihrer misslichen Lage; möglicherweise haben sie den Eindruck, dass sie nicht von ihrem Big Fat Ass profitieren. Lassen Sie uns ganz ehrlich sein. Unsere Prachtärsche haben eine Menge für uns getan. Sie sind ein Symbol dafür, dass wir uns mithilfe von zwei Familienpackungen Eiscreme und einer Tüte Feigenkeksen über Stunden hinweg beinahe ins Koma gefuttert haben. Sie stehen stellvertretend für eine Salamipizza, die wir bei einer Folge von *American Idol* verputzt haben, statt darüber zu grübeln, dass wir bei der Beförderung wieder einmal übergangen wurden. Sie sind eine erstklassige Ausrede für so ziemlich alles – ich habe keinen Freund, weil ich so fett bin; ich finde nichts zum Anziehen, weil ich so fett bin; ich kriege diesen Job nicht, weil ich so fett bin.

Mag sein, dass Sie ohne Ihren BFA heute ein völlig anderer Mensch wären, vielleicht eine dieser verkniffenen, hühnerärschigen Schnepfen, die weder Leidenschaft noch echten Tiefgang besitzen. (Nicht dass wir Vorurteile hätten, nein, nein, keineswegs. Einige dieser Hungerhaken sind einfach nur arrogant, zickig und gemein. Das liegt daran, dass sie pausenlos Hunger haben. Jemand sollte ihnen mal ein Sandwich schenken.) Man kann eine Menge lernen, indem man sich den Hürden des Lebens stellt.

Janette hat übrigens eine Lieblingsgeschichte, die ihre

Großtante Martie ihr als Kind immer erzählt hat. Janette gab sie über Jahrzehnte zum Besten, wann immer Leute jammerten, wie schwer doch alles sei. Und hier ist sie.

Die Geschichte von den Milchkannen

Es war einmal in einem fernen Land im hohen Norden, Dänemark oder so. Eine Gruppe übler Gesellen war losgezogen, um den Traktor eines alten Bauern kaputt zu machen. Der Bauer sah, was sie taten, kam mit gereckter Faust aus dem Haus gelaufen und schrie sie an, sie hätten seinen Traktor zerstört, das einzige Gefährt, mit dem er die Milch zum Markt bringen könne. Wenn er die Milch nicht auf dem Markt abliefere, verdiene er kein Geld, und er und seine arme, alte Frau müssen sterben. Doch die fiesen Typen lachten ihn nur aus. »Ach, wen kümmert schon, was aus dir wird, Alter!«

Alle bis auf einen, der ein schlechtes Gewissen hatte und zu den anderen sagte: »Das hätten wir nicht tun sollen. Das war falsch von uns. Wir sollten uns abwechseln und die Milchkannen für ihn zum Markt tragen, bis sein Traktor wieder funktioniert.« Aber seine Kumpane meinten nur: »Nö, das werden wir ganz bestimmt nicht tun. Er kann uns nicht dazu zwingen.« Sie wollten auch deswegen nicht helfen, weil sie zufällig alle gerade für den großen Marathonlauf trainierten, der jedes Jahr im Dorf stattfand. Für die frühen Morgenstunden hatten sie sich verabredet, gemeinsam laufen zu gehen.

Eigentlich sollte unser braver Junge ebenfalls trainieren, doch er konnte einfach nicht vergessen, was er getan hatte. Er wollte seinen Fehler unbedingt wiedergutmachen. Also stand er jeden Tag um fünf Uhr auf, und während die anderen in ihren Laufklamotten unter Anleitung ihrer Trainer liefen, schnallte er sich ein Holzgestell mit zwei Milchkannen von jeweils gut zehn Kilo auf den Rücken. Jeden einzelnen Tag lief er die acht Kilometer bis zum Markt und mit den leeren Kannen wieder zurück.

Am Tag vor dem Marathon war der Traktor schließlich repariert, sodass unserem Freund Zeit blieb, um sich mit seinen Kameraden zu messen, die die ganze Zeit ohne ihn trainiert hatten. Sowie der Startschuss fiel, stürmte er los. Er war so daran gewöhnt, die schweren Milchkannen zu tragen, dass er sich, plötzlich von ihrem Gewicht befreit, fühlte, als fliege er. Da sein tägliches Pensum mit den Milchkannen so viel beschwerlicher gewesen war, ließ er jeden anderen nun mühelos hinter sich.

Mit Ihrem Allerwertesten ist es genau dasselbe. Überlegen Sie nur, was Sie von ihm gelernt haben! Wie viel mitfühlender Sie dank ihm mit Ihren Mitmenschen umgehen können. Welche Sensibilität wir für Menschen entwickelt haben, die von anderen gequält und drangsaliert werden. Überlegen Sie nur, wie viel netter B-FABs sind als all die weniger vom Glück begünstigten, von Natur aus Dünnen. Wir sind definitiv die Stärkeren. Das müssen wir auch sein. Der emotionale Ballast auf unseren Schultern wiegt schließlich eine Tonne.

Seien Sie nett zu Ihrer Kehrseite

Nun, da Sie alles in die richtige Perspektive gerückt und verstanden haben, was Ihr Hinterteil für Sie getan hat – lieben Sie es. Denken Sie daran: Liebe ist ein bewusster Prozess. Beschließen Sie, Ihren dicken, fetten, fleischigen Hintern bedingungslos zu lieben, egal welche Demütigung er Ihnen einbringt oder wie viele Vorspeisen Sie von den Nachbartischen fegen, wenn Sie versuchen, in diesem schicken, aber viel zu engen Restaurant aufzustehen – nicht dass uns das schon passiert wäre. Aber wir finden, es sollte ein Gesetz geben, das es verbietet, Tische im Abstand von gerade mal zehn Zentimetern aufzustellen. B-FABs fegen mit ihrer ausladenden Fülle Gewürzständer und Soßenschälchen von ihrem eigenen Tisch, und ihre Nachbarn müssen ihre Vorspeisenteller festhalten und sich zur Seite lehnen wie der schiefe Turm von Pisa – da würde man sich doch am liebsten ein Sandwich schmieren und sich auf eine einsame Bank im Park setzen. Stellen Sie sich vor, Ihr Hintern ist Ihre Katze, und behandeln Sie Ihre Kehrseite niemals schlechter als Ihre Mieze. (Wir gehen davon aus, dass Sie Ihre Katze so abgöttisch lieben, wie diese göttlichen Tiere es verdienen. Wenn Sie Ihre Katze nicht lieb haben oder gemein zu ihr sind, zeigen Sie sich bitte umgehend selbst bei der Polizei an, damit Sie strafrechtlich verfolgt und eingesperrt werden können. Herzlichen Dank.)

Lieben Sie Ihren Hintern, selbst wenn er wie ein ungehorsames Kind am unteren Ende Ihrer Wirbelsäule hängt. Wenn Sie nicht nett zu Ihrer ausladenden Rückseite sind, geht dies häufig mit gesteigertem Appetit einher, sodass Sie noch dicker und fetter werden. Beinahe so, als wollte sich Ihre Kehrseite vor Ihnen und Ihren Gemeinheiten schützen. Lassen Sie das nicht zu, sondern akzeptieren Sie Ihren Hintern, und lernen Sie, ihn zu schätzen.

Mama ist an allem schuld

Bekenntnisse eines Gründungsmitglieds von Laura Banks

Meine Mutter, Gott hab sie selig, war gerade mal 1,58 Meter groß und haderte damit, seit ich mich erinnern kann. In der achten Klasse brachte ich es bereits auf 1,77 Meter, war also eine Riesin. Ich überragte meine Mutter und alle anderen um mich herum. Meine Größe war meine persönliche Ausführung des BFA-Kummers und -Leidens (Ich bitte zu bemerken, dass der BFA auch allegorische Bedeutung besitzen und stellvertretend für jede Form der Demütigung stehen kann). Ich war so groß, dass es schon wehtat. Sogar so groß, dass ich die Jungs in der Schule überragte. Ich war größer als meine Brüder, als mein Vater, meine Lehrer, meine Freundinnen ... und meine Hosen.

Die fiesen Kinder in der Schule beschimpften mich als Jolly Green Giant, nach dem riesigen grünen Maskottchen eines Gemüsekonservenherstellers. Das fühlte sich schlimmer an, als es sich jetzt anhören mag. In der Hoffnung, zierlicher zu wirken, legte ich mir eine grauenhafte Körperhaltung zu. Als Jugendliche glich ich einer hochgewachsenen Schildkröte aus einem Disney-Schwarz-Weiß-Comic. Meine Brust war konkav. Ich war nie sonderlich beliebt, weil ich zu groß war, um mich einzufügen. *Einfügen*, das ist etwas für Cheerleader. Ich hasste diese charakterlosen Geschöpfe mit ihren perfekt geformten, zierlichen Körpern und spitzen Brüsten mit dem Schul-Emblem drauf, die in der Gegend herumhüpften und den Schuljungs feuchte Träume bescherten. Sie konnten sich gegenseitig in die Luft wirbeln, Räder schlagen und zueinanderpassende Outfits tragen. Ich fügte mich nicht in ihre Reihen ein, weil ich völlig anders aussah. Mein besonderes Hassobjekt war die erste Cheerleaderin. Aber meine XXL-Körperteile hasste ich sogar noch mehr als sie. Tief in meinem Innern wusste ich einfach, dass es viel zu viel Laura gab, um Pirouetten zu drehen.

Meine Mom dagegen gehörte zu diesen Zierlichen, ohne etwas dafür tun zu müssen. Sie meinte, ich solle mir wegen meiner Schuhgröße (ich hatte 42) keine Gedanken machen, Jackie Kennedy hätte dieselbe gehabt. Mir leuchtete nicht ganz ein, was die Füße der einstigen First Lady mit mir zu tun hatten, ich widersprach jedoch nicht. Meine Mutter war begeistert von allem, was in irgendeiner Form mit Jackie zu tun hatte – Sonnenbrillen, Handtaschen, Figur, Füße, Ehemann.

Meiner Erinnerung nach traten in dieser Zeit auch die merkwürdigen Essgewohnheiten meiner Mutter in Erscheinung. Ich kann es nicht als Essstörung bezeichnen, weil das meinen Vater (der noch lebt) irritieren würde, außerdem bin ich nicht mal sicher, ob es überhaupt stimmt. Jedenfalls – und das ist eine Tatsache – wurde meine Mutter im Lauf der Zeit schrecklich dünn. Tief in meinem Innern wusste ich, dass es etwas mit ihrem Bedürfnis nach Kontrolle und der Tatsache zu tun hatte, dass sich so vieles in ihrem Leben ihrer Kontrolle entzog – ihre halbwüchsigen Kinder, ihre Ehe und der Umstand, dass sie sich in Kansas wie eine Maus in der Falle fühlte. Meine Mutter war eine New Yorker Großstadtpflanze, die nach der Heirat mit meinem Vater nach Kansas City umgetopft worden war, was für sie zum Anfang vom Ende wurde. Meine Mutter Gwen war eine erstklassige Porträtmalerin und Poetin, deren Kunst jedoch fast ausschließlich mir und ihrer Schwester, Gloria, vorbehalten blieb. Ich fand regelmäßig wunderschöne Gedichte auf ihrer Frisierkommode und exquisite Kohlestiftporträts von John F. Kennedy, Dwight

D. Eisenhower, Abraham Lincoln und anderen gut aussehenden Männern. Die meiste Zeit jedoch behielt sie ihre Kreativität für sich, malte und schrieb nur selten, um sich stattdessen voll und ganz auf die Widernisse ihres Alltags konzentrieren zu können. Am Ende, quasi als finaler Akt der Verzweiflung, wurde ihre Kleidergröße zur Obsession. Mit meiner Mutter stimmte eindeutig etwas nicht.

Als ich ein Teenager war, stand ich eines Tages in unserer Küche in Prairie Village und beobachtete das erste Mal, wie sie sich ihren Lieblingssnack zubereitete – falsche Pizza. Dieser Snack sollte zum Fundament ihrer Existenz werden. Alles um sie herum stand und fiel mit der Zubereitung dieser flachen, knusprigen Köstlichkeit.

Gwendolyn Banks Ersatzpizza-Käse-Ding

- Cracker oder hauchdünnes Toastbrot
- Fettarmer Käse
- Tomatensoße

Den Käse und die Tomatensoße auf den Cracker geben und das Ganze in den Ofen schieben (Vorsicht: Nicht das ganze Haus in Brand stecken – der Käse neigt dazu, Blasen zu werfen, die dann spontan in Flammen aufgehen). Aus dem Ofen nehmen und dabei ein paar scheinbar grundlose Tränen vergießen. Das Gericht eignet sich als Frühstück, Mittag- und Abendessen. (Perfekt mit einer Flasche Wein dazu.)

Meine Sorge im Hinblick auf Moms Ersatzpizza-Käse-Ding wuchs, als mir auffiel, dass meine Mutter immer weniger wurde. Ich war dabei, meine beste Freundin zu verlieren. Wir unterhielten uns nicht mehr übers Leben, über Filme, über Make-up und Jungs – Gespräche, die wir sonst bis tief in die Nacht geführt hatten. Ihr Verlangen, die Kontrolle über etwas (in diesem Fall Essen) zu besitzen und wie das Pendant der heutigen Victoria Beckham auszusehen, war größer als das Bedürfnis nach meiner Gesellschaft. Zumindest hatte es für mich den Anschein. Mom verlor Muskelmasse und im Lauf der Zeit auch zunehmend ihre geistige Klarheit als Resultat einer Krankheit, die ich nicht benennen kann, und Anorexie. Die wiederum war eine Begleiterscheinung jener Krankheit, die ich durchaus benennen kann, Agoraphobie (die Angst, das Haus zu verlassen). Am Ende war sie nur noch Haut und Knochen, lag auf dem Bett und las Biografien amerikanischer First Ladys.

Anorexie macht alles andere als schön. Man verliert die Haare und seine Zähne. Die Haut altert vorzeitig, und der Nahrungsmangel lässt einen förmlich von innen heraus vertrocknen. Für Dinge wie sexuelle Begierde oder irgendein anderes Bedürfnis, als der Welt zu zeigen, dass man dabei ist, sich umzubringen, ist kein Platz mehr.

Es ist traurig, dass man im Leben an einen Punkt kommen kann, an dem die einzige Kontrolle, die man noch hat, darin besteht, Nahrungsmitteln den Zugang zum Körper zu verwehren. Meine Mom verlor ihr Leben. Ich dachte, meine exzentrische Mom sei die einzige Mutter, die so etwas tat, aber dann las ich in einem Artikel, dass Anorexie geradezu eine Epidemie unter Frauen ist, egal welcher Altersstufe. Meine Mom war wohl niemand, für den man sich schämen musste, sie wollte einfach nur vergessen, dass sie nicht Jackie Kennedy war.

Als ich älter wurde, legte ich an Gewicht zu, was für meine Mutter allem Anschein nach eine gewaltige Enttäuschung war. Wenn sich meine Familie zu Feiertagen im Haus meines Bruders in Denver traf, schlug sie mir regelmäßig vor, mich doch bei der Soße oder der Füllung zurückzuhalten und stattdessen auf kalorienreduzierte Varianten wie ein einzelnes Salatblatt zurückzugreifen. Das Ausmaß ihrer Krankheit machte mir Angst. Ich wünschte mir sehnlichst, zierlicher und schlanker zu sein, aber nicht um diesen Preis: mein Leben. Es spielte keine Rolle, dass ich ein bisschen übergewichtig war. Ich weigerte mich, auf sie zu hören. Ich war besorgt, dass ich selbst anorektisch werden könnte, Angst vor Gabeln bekäme und dem, was darauf lag. Doch das Pendel schlug in die andere Richtung aus – ich achtete nicht länger darauf, was ich in mich hineinstopfte, bis ich fett wurde und an einem höchst unerfreulichen Darmleiden erkrankte.

Ich wünschte, ich wäre schon früher darauf gekommen, dass ich nicht meine Mutter bin.

Bis zum heutigen Tag esse ich jedenfalls leidenschaftlich gern. So. Jetzt ist es gesagt. Ich gebe auch zu, dass ich meine Mutter ziemlich unverblümt dafür verantwortlich mache, obwohl mir klar ist, wie gemein und absurd das erscheinen mag. Vielleicht kann ich nun, nachdem ich die Komplexität meiner Gefühlslage begriffen habe, endlich ein glücklicheres Leben führen. Wenn Sie das auch ausprobieren wollen, bitte sehr. Schritt eins: Schieben Sie Ihren Eltern die Schuld für alles in die Schuhe. Schritt zwei: Werden Sie sich darüber klar, dass Sie ihnen die Schuld für alles in die Schuhe schieben. Schritt drei: Verzeihen Sie ihnen und sich selbst, weil Sie so ein Miststück sind, das sich von Vorurteilen leiten lässt. Wenn Sie mit diesem Schwarzer-Peter-Spielchen vollständig durch sind, können Sie sich auf die Unzulänglichkeiten anderer Menschen in Ihrem Leben stürzen, denen Sie mit diesem Unsinn gern den Alltag versüßen würden … Männern, zum Beispiel.

Ein letztes Wort zum Abschluss: Ich habe dieses Ersatzpizza-Käse-Ding nie ausprobiert, aber meiner Mutter zu Ehren werde ich es wohl bald einmal tun. Ich werde das Ding essen – und dann werde ich weiteressen … etwas anderes. Frittierte Muscheln zum Beispiel. Und dann ziehe ich los und kaufe mir ein paar hohe Schuhe und freue mich über jeden Zentimeter meines gewaltigen Ichs.

Bekenntnis
von B-FAB Dale

Endlich ist mein Körperbild kein Thema mehr für mich. Ich bin fast 42 und habe ein ganzes Leben lang (zumindest fühlt es sich so an) gebraucht, um mich wohl in meiner Haut zu fühlen und stolz und glücklich mit meinem Körper zu sein. Ich bin in einer Familie aufgewachsen, in der Schönheit und Körpergewicht oberste Priorität hatten. Wenn wir nicht in Kleidergröße 32 passten, forderte man uns umgehend auf abzunehmen. Leider gipfelte dies bei mir in einem lebenslangen Kampf um Essen und mein Selbstbild. Ich habe daraus gelernt, dass es am Ende nicht darum geht, wie dick oder dünn ich bin. Sondern darum, wie ich mich selbst definiere. Ich treffe jeden Morgen die Entscheidung, meinen Selbstwert und mein Selbstbewusstsein nicht von einer Zahl auf der Waage abhängig zu machen. (Und irgendwann hab ich diese beschissene Waage weggeworfen. Was für ein Befreiungsschlag!) Ich habe meinen Körper schlecht behandelt, ihn als selbstverständlich hingenommen … aber er hat es mir verziehen und mir das Geschenk des Lebens gemacht – mein eigenes, wunderschönes Baby –, und schon allein deshalb liebe ich meinen Körper und genieße es, Frau zu sein.

Der Klub der Big Fat Ass Babes

(Wurde ja auch Zeit!)

Wir haben die Nase voll. Scheinbar so ziemlich alles und jeder bekommt Unterstützung von einem Klub oder Verein – nur nicht Menschen, die unter ihrem dicken Hintern leiden. Aber genau das finden wir verdammt wichtig und halten es für einen weiteren Beweis, dass die Dünnen unter unseren Mitmenschen wahrscheinlich etwas ganz Fieses gegen uns aushecken (irgendetwas, bei dem es nichts zu essen gibt). Und genau aus diesem Grund haben wir, Laura Banks und Janette Barber, beschlossen, Gründungsmitglieder des Klubs der Big Fat Ass Babes zu werden, auch unter dem Namen Beautiful Fat Ass Babes bekannt. Beide Namen treffen es auf den Punkt, deshalb können wir sie ganz nach Lust und Laune einsetzen.

Wir haben beschlossen, unsere negative Besessenheit in einen Anlass zum Feiern umzumünzen. Wir laden Sie alle ein, sich unserer Bewegung anzuschließen. Die Aufnahmekriterien sind folgende: Rufen Sie alle Ihre Freundinnen an, die auch leidenschaftlich gern essen, oder schicken Sie ihnen eine E-Mail. Inhalt: Etwas im Sinne von »Hast du es satt, deinen eigenen Hintern sattzuhaben?« Wenn die Antwort »Ja, allerdings« lautet, haben Sie beide soeben Ihren eigenen Ortsverband des Big Fat Ass Babe (B-FAB)Klubs gegründet. Dies ist der Startschuss für Sie beide, andere B-FABs, alte und neue, einzuladen, Ihrem Ortsverband beizutreten. All die Frauen, die es ebenfalls leid sind, sich ständig Gedanken über ihre nicht vorhandene

Sanduhrfigur machen zu müssen. Treffen Sie sich einmal pro Woche, und zelebrieren Sie Ihre Prachtärsche. Und denken Sie daran, das ist keine Abnehmgruppe, sondern eine Zusammenkunft all jener, die ihre Pfunde lieben – Ihre private B-FABelhaft-Gruppe, eine hippe, Ihr-habt-es-drauf-egal-welche-Kleidergröße-ihr-tragt-Truppe. Lassen Sie sich und Ihre Hintern mit Tattoos bepflastern, mit Glitter und was Ihnen sonst noch so einfällt. Machen Sie Fotos von sich und Ihren BFAs. Lieben und feiern Sie sich! (Keine Angst, Sie müssen die Fotos ja nicht an der Bushaltestelle plakatieren!)

Die B-FAB-Tagesordnung

- Lassen Sie nicht länger zu, dass Ihr Universum von Ihrem Hintern regiert wird.
- Begreifen Sie endlich, dass Sie genauso schlau, hübsch und sexy sind wie alle anderen Prachtfrauen auf der Welt.
- Gehen Sie raus und holen sich, was Sie sich vom Leben ersehnen. (Ein Extrastück Kuchen.)
- Lassen Sie sich nicht von Ihren Nachbarn, Jobs, Häusern und sonstigen Problemen im Leben runterziehen.
- Dasselbe gilt für Ihre Männer und Kinder.
- Halten Sie sich stets vor Augen: Auch was Sie wollen, ist wichtig.
- Genehmigen Sie sich einen und ziehen Sie über jeden her, mit dem Sie in der Schule oder auf der Uni ausgegangen sind.
- Seien Sie sich darüber im Klaren, dass es im Leben um mehr geht als darum, ob sich der Slip unter der Hose abzeichnet.

Das A und O des B-FAB-Klubs ist es, eine Atmosphäre zu schaffen, in der Sie sich als das feiern können, was Sie sind.

Als Gruppe können Sie einen Raum entstehen lassen, in dem Sie sich gegenseitig Ihre Geschichten erzählen können, so wie wir es getan haben, und sich über Hochs freuen und gegenseitig über Tiefs hinweghelfen. Bei einem B-FAB-Treffen wird keine Kritik an Äußerlichkeiten geübt. Sie können Shorts tragen, ohne sich Gedanken wegen Ihrer dicken Oberschenkel machen zu müssen. Sie können ein Riesensandwich mitbringen und es sich völlig ungeniert einverleiben. Sie können aufstehen und aus dem Fenster brüllen, wenn Ihnen der Sinn danach steht. Sie können auch den Mond anheulen, wenn Sie sich dadurch besser fühlen! Es ist ein B-FAB-Treffen und damit Ihre Zeit. Sie brauchen sich keine Gedanken mehr darüber zu machen, dass Sie nicht gut genug aussehen, keine perfekte Partnerschaft führen oder wegen Ihres dicken Hinterns nicht ins Fitnessstudio gehen und sich in Form bringen können. Denn all das ist Unsinn. All das haben wir längst hinter uns gelassen. Nichts auf der Welt kann Sie daran hindern, Ihre Ziele zu erreichen, und Ihre B-FAB-Freundinnen sind bei Ihnen, damit Sie es auch ja nicht vergessen. »Wir machen keine Sekunde länger so weiter«, sagen wir. »Wir leben nur einmal, also können wir unser Leben ebenso gut als B-FAB verbringen!«

Sie sind nicht allein
(Oder: Die Kirschtaschen-Affäre)

Es ist ungemein befriedigend, mit einer Gruppe von Leuten zusammen zu sein, die ohne ellenlange Erklärungen einfach kapieren, worum es wirklich geht. Es war so wunderbar, als Janette eines Tages einer B-FAB-Freundin die Geschichte erzählte von der einzigen McDonald's-Kirschtasche, die sie je gegessen hat. Nach dem College lebte sie in Philadelphia.

Eines Tages streikte die U-Bahn, also musste sie zu Fuß von ihrer Arbeitsstelle in der Innenstadt zu ihrem Apartment im Norden der Stadt laufen. Dabei kam sie jeden Tag an einer McDonald's-Filiale vorbei, wo damals das Gebäck noch in tiefem Fett ausgebacken wurde. Irgendwann einmal wurde sie schwach und kaufte sich eine Kirschtasche, die sie auf dem Nachhauseweg verputzte. Sie schmeckte köstlich – bis ein LKW vorbeikam und der Fahrer »Fette Kuh! Hör auf, dieses Zeug zu fressen!« aus dem Fenster schrie. Danach verlor das gute Stück augenblicklich seinen Geschmack.

Stellen Sie sich vor, wie viel besser Janette sich fühlte, als sie Joanie kennenlernte, die ohne Umschweife gestand, sie hätte schon unzählige dieser Kirschtaschen verputzt, sich aber jedes Mal auf der Toilette eingeschlossen, damit niemand sie dabei beobachten konnte. Natürlich fühlte sich Joanie durch Janettes Geschichte bestätigt. Jemand hätte ihr durchaus eine Gemeinheit an den Kopf werfen können, wenn sie mit diesem Fettgebäck in der Hand erwischt worden wäre, und Janette ging auf, dass sie nicht die Einzige war, die eine schmerzliche Erfahrung mit diesem McDonald's-Produkt gemacht hatte, sondern andere ebenfalls. B-FABs in Aktion. Verstehen Sie, was wir damit sagen wollen?

Sie können gern Ihre Gebäck-Geschichten auf www.EmbracingYourBigFatAss.com mit uns teilen. Stellen Sie sie in unser Board, wo Sie andere B-FABs kennenlernen und Teil unserer Initiative werden können: B-FABs verändern die Welt. Schließen wir uns zusammen – zu einer globalen Bewegung von Frauen, die sich treffen, um sich gegenseitig mit Geschichten über Liebe und Freundlichkeit und der Jagd nach mitternächtlichen Snacks die Zeit zu versüßen. Wir lassen Sie an unseren Bekenntnissen teilhaben, in der Hoffnung, dass Sie eines Tages dasselbe tun werden, um somit einen normalerweise dunklen und wohl verborgenen Ort zu erhellen – Ihre Prachtärsche.

Los, machen Sie schon. Es wird bestimmt lustig. Janette bittet ihre Nichte, Beth Bee, das Rezept für ihre unfassbar leckeren Erdnussbutterkekse auf die Seite zu stellen. Laura berichtet über ihre täglichen Ausflüge in den Bio-Supermarkt. Sie können neue Leute kennenlernen. Sie werden sich kaputtlachen. Was haben Sie zu verlieren? Los, B-FABs, kommen Sie zu uns, und seien Sie FAB-elhaft!

Teil II

Ihr Leben – ein hoffnungsloser Fall

Die Familie,
eine gewichtige Angelegenheit

Die Frage nach dem familiären Hintergrund ist bestenfalls eine reichlich heikle Angelegenheit – eine komplexe, vielschichtige Ansammlung von Lebenserfahrungen, die die meisten von uns zur Flasche greifen lässt. Damit wollen wir keinesfalls suggerieren, dass wir alle auf eine zu 100 Prozent grauenhafte Kindheit und Jugend zurückblicken, aber wer in dieser Lebensphase ein gestörtes Verhältnis zum Essen hatte, ist heute mit 99-prozentiger Sicherheit ein emotionales Wrack. Das schwach ausgeprägte Selbstbewusstsein eines jungen B-FABs ist tief im familiären Umfeld verwurzelt und definitiv nichts, womit man sich tagtäglich herumschlagen will. Erschwerend kommt bei jungen Mädchen heutzutage der Druck der Anorexie/Bulimie hinzu – ein Phänomen, das durch die Modeindustrie, die mit aller Macht den sogenannten Heroin-Chic als Schönheitsideal propagiert, nicht gerade gemildert wird. »Hell is for Children«, heißt es in einem Song von Pat Benatar so passend. Kurven am Körper eines heranwachsenden Mädchens können fatale Folgen haben und in einem geradezu leidenschaftlichen Hass auf den eigenen Körper gipfeln. Natürlich blicken manche auf eine durchaus sorglose Kindheit zurück. (Janette und Laura gehören allerdings eindeutig nicht dazu.) Wenn Sie zu den Glücklichen zählen, die eine herrliche Kindheit hatten und zu einem wahren Freigeist erzogen wurden, können Sie sich über eine Menge wunderbarer Erinnerungen freuen. Das ist schön. Wir mögen Sie trotzdem.

Verstehen zu können, was als Kind mit einem passiert ist, erfordert einen beachtlichen Arbeitsaufwand. Dem wollen wir uns hier allerdings nicht widmen. Wahrscheinlich zu Ihrer grenzenlosen Erleichterung, stimmt's? Wir empfinden es jedenfalls so. Wir sind heilfroh, dass Sie dieses Buch gekauft haben und – lassen Sie uns den Tatsachen ins Auge sehen: Lustige Bücher sind erheblich preiswerter als eine Therapie. Unser Ziel ist ganz einfach. Wir hoffen, dass Ihnen diese Worte neue Kraft und weiterhin viel Erfolg bei Ihren Bemühungen verleihen, Ihre Eltern für jedes Ihrer gegenwärtigen Probleme verantwortlich zu machen, allen voran für die Extrapfunde, die Sie auf den Rippen haben. Wenn Sie Unterstützung dabei brauchen, ununterbrochen uralte unerfreuliche Erinnerungen heraufzubeschwören, treten Sie unserem B-FAB-Klub bei. Wir stehen Ihnen gern dabei zur Seite.

Alte Familienmuster

Seien wir realistisch – Sie sind das Kind Ihrer Eltern. Ihre Gene, ihre Gesichtszüge sind ein Teil von Ihnen. Und oft auch ihre Essgewohnheiten. Was für die meisten von uns eine reichlich beängstigende Vorstellung ist. Wie lief das am Abendbrottisch bei Ihnen ab? Haben Ihre Geschwister oder Freunde Witze über Ihren Fettwanst gerissen? Waren Sie die Dickste in der Familie? Worauf wir hinauswollen: Seine Familie kann man sich nicht aussuchen, und sie kann einen aus dem Stand in den Wahnsinn treiben. Die Vergangenheit klebt einem nun mal am Schuh, verfolgt einen von Ort zu Ort und über die Grenzen hinweg.

Manche von uns schaffen es wegen dieser grässlichen erblichen Vorbelastung nie, wesentlich abzunehmen. Zumindest behaupten das die Wissenschaftler. Ehrlich, kein Witz. Unsere

Gene können unter anderem dafür verantwortlich sein, dass wir fett werden. Das ist die schlechte Nachricht. Die gute ist, dass Sie Ihre Versuche, in diesem Leben wie Vanessa Williams auszusehen, getrost einstellen können. Klar, natürlich könnten Sie wieder mit der Ananassaft-Diät anfangen, einen Personal Trainer engagieren und Ihre Nahrungszufuhr auf 600 Kalorien am Tag beschränken, aber sobald Sie anfangen würden, richtige Ananas zu essen, wären Sie sofort wieder dort, wo Sie angefangen haben. Also rütteln Sie lieber mal kräftig an Ihrem Stammbaum. Wenn Sie fett sind, stehen die Chancen gut, dass Ihnen noch ein paar andere dicke Nüsse vor die Füße fallen. Übergewichtige Mütter, Großmütter, Tanten, Onkel und Cousinen haben allesamt dazu beigetragen, dass Sie auseinandergegangen sind, und das hat rein gar nichts damit zu tun, ob sie nette Leute sind oder nicht. Vielleicht haben sie für die amerikanische Unabhängigkeit gekämpft, waren während des Zweiten Weltkriegs in der Widerstandsbewegung oder haben die Toilettensaugglocke erfunden. Aber welche Heldentaten sie auch immer vollbracht haben mögen – sie haben Sie fett gemacht. Seien Sie sauer auf sie. Ändern Sie Ihren Familiennamen. Und dann hören Sie auf, all diese Arbeit in Ihren Stammbaum zu stecken – seine Wurzeln sind schon dick und gelb von glänzendem Fett.

Die Küche der besten Freundin

Viele von uns haben unzählige Male bei Freundinnen übernachtet, besonders dann, wenn deren Mütter gut kochen konnten. B-FAB Lauras BFAZ (Beste Freundin aller Zeiten) in Kansas hieß Sue. Sues Mutter war eine unermüdliche Köchin. Die ganze Familie saß stundenlang in dieser typischen

Mittelwest-Küche mit dem kleinen Fenster, aus dem man auf den herrlich gepflegten Garten blicken konnte, und schaute ihr beim Kochen zu. Sues Mutter war ständig damit beschäftigt, abzuwaschen, Geschirr abzutrocknen, es in Schränke zu räumen, dann die Pfanne wieder herauszuholen und sie für die Zubereitung einer weiteren Mahlzeit auf den Herd zu stellen. Noch mehr Geschirr, das sie wieder abwaschen und abtrocknen musste, und so weiter und so weiter.

Sues Mutter hatte so eine Grundnervosität an sich. Richtig entspannen konnte sie sich allem Anschein nach nur beim Kochen oder Putzen. Sie war ständig drauf und dran, wegen irgendeiner Bagatelle auszuflippen, wie etwa der Vorstellung, dass ihre Ehe schiefgehen oder ihre Kinder bereits im Teenageralter Sex haben könnten oder sonst etwas. Sie übertrug ihre Angst auf die Teller, schrubbte sie, bis das Dekor verblasste. Okay, das vielleicht nicht, aber sie bearbeitete sie mit bemerkenswerter Hingabe.

Laura zog diese spannungsgeladene Atmosphäre ihrem eigenen Zuhause vor, weil ihre Mutter als Hausfrau nicht gerade eine Leuchte war. Bei Sue roch es tagtäglich nach frischem Kuchen, nach Makkaroni, nach Muffins oder selbst gebackenen Schokoladenkeksen. Ihr Beste-Freundinnen-Verhältnis erklomm in dieser Behaglichkeit mit dem winzigen Tisch und der Karodecke, der kleinen Lampe und dem Telefon an der Wand (was perfekt war, um Anrufe von Jungs entgegenzunehmen) geradezu schwindelerregende Höhen. Egal wie spät es war, es gab praktisch immer etwas zu futtern. Einer ihrer Lieblingssnacks waren Pommes mit einer gehörigen Ladung Ketchup – ein riesiger Berg dampfender, salziger Fritten frisch aus dem Ofen, die sie in Windeseile verputzten. Die Verbindung von aus dem Ruder laufenden Teenagerhormonen mit Massen an Salz und Zucker löste Energieschübe gewaltigen Ausmaßes aus. Diese wiederum entluden sich in hysterischen Lachanfällen, gepaart mit »Spasti«-Attacken, bei denen die Dialoge aus nichts als der stetigen Wiederholung von »Gott, du bist so ein Spasti« bestanden. Wir verschwendeten keinen Gedanken daran, welche Kalorienmengen ein solcher Frittenberg enthielt. Damals war essen gleichbedeutend mit ... spielen. Die Frage nach der Größe unserer Hinterteile war noch nicht in die Windungen unserer Gehirne vorgedrungen und hätte den Zauber dieser Begegnungen zerstört. Heutzutage kann Laura nicht viel essen, ohne dass sie später die Rechnung auf der Waage präsentiert bekommt. Was für eine Schande. Aber wenn sie mit Freundinnen in ein nettes Restaurant geht, überkommt sie ab und zu wieder dasselbe Gefühl wie damals – zwei Freundinnen an einem Tisch bei einer gemeinsamen Mahlzeit, behaglich, warm, sicher und so unendlich lustig. Danke, lieber Gott – für Essen, für Freunde und die Küche der besten Freundin.

Bewegliche Ziele

Laura fand niemals einen würdigen Ersatz für die Tröstlichkeit der Küche von Sues Mutter. Deshalb ist es wohl kein Wunder, dass B-FAB Laura sich drei Dinge angewöhnt hat: 1.) Sie isst, um Trost zu erfahren; 2.) sie redet und isst gemeinsam mit Freundinnen, um Trost zu erfahren; 3.)sie nimmt schnell zu, weil sie ein untröstlicher Mensch ist. Aus irgendeinem Grund hat Laura sich eingeredet, dass sie das Spielerische von damals wiederentdecken und endlich aufhören könnte, wegen ihres Körpers mit sich zu hadern, wenn sie nur erst das richtige Haus oder Apartment mit der perfekten Küche gefunden hätte. Es funktioniert aber nicht. In den letzten zwölf Jahren ist sie neunmal umgezogen – ungelogen. (Offenbar hängt dieser Mangel an innerem Frieden nicht mit ihrem Zuhause zusammen. Aber versucht gar nicht erst, ihr das zu erklären. Im Moment sind ihre Taschen wahrscheinlich längst für den nächsten Wohnungswechsel gepackt. Übrigens ein hervorragendes Mittel, um abzunehmen – dieser Umzugsstress und das Kistenschleppen.)

Die Schlacht am Familientisch

Unsere Essgewohnheiten und die Probleme mit dem Selbstwertgefühl, die uns im Würgegriff halten, haben ihren Ursprung vorwiegend in unserem eigenen Zuhause, nicht in dem unserer besten Freundin. Nachdem Laura also wieder mal bei einer Freundin übernachtet hatte, kehrte sie nach Hause zurück an ihren eigenen Esstisch mit Blick auf den Garten in der West 75th Street in Prairie Village, Kansas. Dort war es nicht so leicht, an etwas Essbares heranzukommen, da ihre beiden Brüder alles im Handumdrehen verschlangen, was sie in die Finger bekamen. »Kauen« war ein Fremdwort für sie, stattdessen inhalierten sie förmlich, was auf den Tisch kam. Laura musste also vorbereitet sein, die Gabel gezückt und bereit, sich in der Sekunde darauf zu stürzen, wenn der Schüsselboden die Tischplatte berührte, oder sie hatte das Nachsehen und musste hungrig danebensitzen. Ihre Mutter kochte meistens dasselbe – Spaghetti oder Makkaroni, Schweinerippchen oder Burger. Wenn ihre Mutter bereit war, das Essen zu servieren, wurde Laura stets nervös, weil sie genau wusste, dass im nächsten Moment die Banks'sche Version von Darwins »Überleben des Stärkeren« losbrechen würde. Das Abendessen lief immer gleich ab – ein Gewirr aus wirbelnden Armen, fliegenden Brötchen und Gabeln voller Pasta, die bereits auf halbem Weg zu den Tellern in scheunentorgroßen Mündern verschwunden waren. Wenige Sekunden und zack, schon war das Essen beendet, und Laura und ihrer Mutter blieb nur noch, das Geschirr in die Spülmaschine zu räumen. Die Top-Strategie in diesem Kampf: Zehn Minuten, bevor der Rest der Mannschaft von einem erbitterten Baseballmatch hinterm Haus hereingestürmt kommt, am Tisch erscheinen und den einen oder anderen Bissen stibitzen, während man so tut, als decke man den Tisch. Und schon ist man satt, bevor das Essen überhaupt angefangen hat.

Familiäre Kampfmahlzeiten

Jede Familie hat ihre eigene, wenn auch gleichermaßen gewichtsfördernde Esstischdynamik. Ein Leben mit Geschwistern zwingt einen, zu lernen, effizient und zügig so große Mengen wie nur möglich in sich hineinzustopfen. Vielleicht waren Sie ja die Schnellesserin in Ihrer Familie, was eine echte Spitzentaktik ist. Sie mussten Ihren Teller möglichst schnell leer essen, sich dann ohne Umschweife die Ihrer Geschwister unter den Nagel reißen und deren Essen vernichten – sehr zu deren Verdruss. Ein Klassiker in diesem Zusammenhang ist der Spruch »Das isst du doch bestimmt nicht mehr, oder?«, während man schüchtern auf den Teller zeigt. Das ist eine erstklassige Methode, um einen Finger zu verlieren und den Geschwistern Aufschreie à la »Ich hasse diese Familie. Haut doch alle ab!« zu entlocken. Was für ein Spaß am Tisch! Und währenddessen mahnt die Mutter: »Esst euer Gemüse auf!« Das Problem ist, dass wir unser Gemüse immer brav aufgegessen haben (vielleicht ist es ja in Wahrheit das Gemüse, das fett macht).

Bis zum heutigen Tag hat Laura Probleme damit, Essen zu teilen. Sollten Sie je Gelegenheit zu einer gemeinsamen Mahlzeit mit Laura haben (wozu es höchstwahrscheinlich nicht kommt, weil sie Sie nicht kennt), bitten Sie sie auf keinen Fall, ihr Essen mit Ihnen zu teilen. Sie wird Sie für einen Ihrer Brüder halten und so brutal zurückschlagen, dass Sie nicht wissen werden, wie Ihnen geschieht. Sollte sie beschließen, Ihnen einen Happen ihres vegetarischen Sandwiches mit Mayo und Salat abzugeben, wird sie die Kostbarkeit mit eisernem Griff festhalten und gerade so weit ausstrecken, dass Sie davon abbeißen können. Es ist ihr egal, ob Sie beinahe ihren Finger erwischen. Sie betrachtet das als perfekte Abgrenzung. Chinesisches Essen zu teilen ist in Ordnung, allerdings muss eine klare Trennlinie in der Mitte der Servierplatte gezogen werden, ehe das Gericht zügig aufgeteilt und auf die Teller der Beteiligten gehäuft wird. Dieser Prozess ist mit der Teilung des Roten Meers vergleichbar. Ein kurzer Ausrutscher zu weit auf Lauras Seite, und schon gibt es einen ihrer tödlichen Blicke. Sie wird nicht zulassen, dass man ihr etwas von ihrem Essen wegnimmt, ebenso wenig wird sie sich beim Essen antreiben lassen, und wenn das heißt, dass Sie sich nie wieder mit ihr treffen wollen – auch gut. Sie hat ihr Essen, und das ist das Wichtigste. Hat Laura vielleicht ein Abgrenzungs- oder Kontrollproblem? Ja, ganz eindeutig. Manchmal ist die Aufteilung von Portionen auf Teller das Einzige in ihrem Leben, worüber Laura echte Kontrolle besitzt.

Der Familienkühlschrank

Eine unserer unumstößlichen Theorien ist diese hier: Wenn man eine Frau gefühlsmäßig auftauen will, sollte man ihren Kühlschrank bestücken. Lauras Vater war der beste Mann mit einkäuferischen Fähigkeiten, den sich eine Frau überhaupt nur wünschen kann. Der Kühlschrank ihrer Familie war stets hervorragend ausgestattet. Jede Woche kam ihr Vater mit prall gefüllten Einkaufstüten nach Hause, deren Inhalt umgehend sorgfältig verstaut wurde. Der Tag, an dem der wöchentliche Einkauf erledigt wurde, war stets der schönste und ein zentraler Aspekt des Banks'schen Haushalts. Es gab jede Menge Aufruhr in der Küche – das Zusammenstellen der Einkaufslisten, Diskussionen darüber, was es an diesem Tag zum Abendessen geben und wann es auf den Tisch kommen sollte usw. Leider jedoch war der Aufruhr im Schlafzimmer nicht ganz so gewaltig. Die Einkaufstouren vermochten die fleischlichen Gelüste von Lauras Mutter nicht anzukurbeln, auch wenn Mr Banks sich weiter redlich bemühte. Es schien, dass es immer mehr Lebensmittel als Liebe bei Laura zu Hause gab. Sie wurden förmlich zu einer Art Liebeswährung, zum hauptsächlichen Mittel, mit dem Lauras Dad seiner Zuneigung Ausdruck verlieh. (Bis zum heutigen Tag fühlt Laura sich ungeliebt, wenn ein Mann nicht für sie einkaufen geht. Allein wenn Lauras Freund mit ein paar Bananen heimkommt, stürzt sie sich auf ihn und küsst ihn hemmungslos.) Laura wünscht sich, ihr Freund wäre mehr wie ihr Vater und würde ihr seine Liebe zeigen, indem er die Läden abklappert. So bleibt das Einkaufen an Laura hängen. Sie hasst es. Janettes Freund, Barry, hingegen kauft für sie ein. Wieso kann Lauras Freund nicht ein bisschen mehr wie Barry sein? (Zum Glück macht er seine Einkaufsdefizite wett, indem er ihr im Bett Gedichte vorliest.)

Letztendlich geht es bei diesem ganzen Essen-und-Familie-Thema nur um Sie, Männer und Beziehungen. Aber geht es darum nicht sowieso immer? Vielleicht haben Sie eine Ihrer ersten prägenden Erfahrungen vergessen, als Sie eine Schachtel Kekse aufreißen wollten, es aber trotz des »Hier öffnen«-Hinweises an der Seite nicht schafften. Infolgedessen haben Sie einen lebenslangen Komplex entwickelt und fühlen sich nur zu Männern hingezogen, die verschlossen und nicht verfügbar sind. Und schuld daran ist eine Keksschachtel.

Kinderkriegen – der Tod des Spitzenhinterns

Die beiden B-FABs Janette und Laura haben keine Kinder, deshalb können sie auch nicht im Brustton der Überzeugung erklären, welche fatalen Auswirkungen diese kleinen Ungeheuer auf die prachtvolle Kehrseite eines Spitzenmädchens haben. Aber wir gehören auch nicht zu den Autorinnen, die bei der Recherche zum Thema Spitzenhintern irgendetwas auslassen. Deshalb haben wir bei dem Versuch, das Selbstwertgefühl unserer geschätzten Leserinnen zu steigern und ihnen unsere volle Unterstützung angedeihen zu lassen, ein paar erstklassige Beispiele für mütterliche Prachtärsche aufgestöbert.

Bekenntnis
von B-FAB Dana aus Oklahoma

Ich war immer schon dick, und zwar zeitweilig so richtig. »Stämmig«, »drall« und »füllig«, das waren die Bezeichnungen, die ich mir anhören durfte. Niemand kam je auf die

Idee, mich als »zart« oder »zierlich« zu bezeichnen. Als ich mit meinem zweiten Kind schwanger war, hatte ich immer noch die elf Kilo aus der ersten Schwangerschaft auf den Rippen, obwohl sie bereits fünf Jahre zurücklag. Für mich hat die Schwangerschaft eine Menge angenehmer Seiten, allen voran die Tatsache, dass ich in dieser Zeit den Bauch nie einziehen muss. Ich bin immer wahnsinnig stolz auf meinen Schwangerschaftsbauch, der mir die perfekte Ausrede liefert, Hosen mit Gummibund zu tragen.

Im achten Monat meiner zweiten Schwangerschaft stand ich allerdings vor der wenig erfreulichen Aufgabe, etwas Passendes zum Anziehen für einen geschäftlichen Anlass zu finden, also ging ich in die Umstandskleider-Bastion unserer Kleinstadt: JCPenney. Mit meiner Fünfjährigen im Schlepptau nahm ich einige Exemplare aus der Schwangerschaftszelt-Kollektion mit in die Umkleidekabine, wo Hochbetrieb herrschte. Als ich mich in eine der diversen bunt-gemusterten »Zirkuszelt mit Wimpeln«-Kreationen zwängte, kam die Frage aller Fragen aus dem Mund meiner Tochter, der kleinen Miss Supervorlaut: »Mama, wieso bist du eigentlich so fett?«

Mit einem Mal herrschte ohrenbetäubende Stille in den angrenzenden Kabinen. »Ja. Na ja, Schätzchen, Mama bekommt bald ein Baby, und das Baby wächst in Mamas Bauch, deshalb ist er so dick und rund. Ist das nicht ein Wunder, Herzchen, dass Babys in den Mamas wachsen und Mamas Bauch so dick machen?«

Sie dachte eine Minute darüber nach, und ich freute mich schon, das Thema damit erledigt zu haben, als sie, diesmal noch lauter und deutlicher, nachhakte: »Das weiß ich doch, Mama, aber was wächst dann eigentlich in deinem Hintern?«

Oh, diese Stille. Sie war so… still. Ich murmelte etwas über brave Mädchen, die das Wort »Hintern« nicht in den Mund nehmen, zog mich eilig wieder an und beschloss, dass ich eigentlich nicht sooo dringend etwas Neues zum Anziehen brauchte.

Inzwischen bin ich 39, habe vier Kinder und trage immer noch diese elf Kilo aus meiner ersten Schwangerschaft mit mir herum. Und es ist mir egal. Ich bin dick. Und ich war sogar schon dicker, an manchen Stellen bin ich fett, an anderen füllig-weich, aber ich bin nett und verdammt witzig. Ich und mein BFA sind glücklicher zusammen, als ich es mir je hätte vorstellen können.

Bekenntnis
von B-FAB Michelle

Ich dachte immer, ich gehöre zu den Schwangeren, die vor positiver Energie förmlich glühen und denen man die Schwangerschaft erst anmerkt, wenn man sie von vorn zu sehen bekommt. Die Realität schlug nach drei Monaten erbarmungslos zu – wer hätte gedacht, dass sogar Ohren schwanger aussehen können? Wildfremde kamen auf der Straße auf mich zu und behaupteten, ich bekäme garantiert ein Mädchen (Basketball = Junge, Wassermelone = Mädchen). Ich erwiderte, ich sei mir nicht ganz sicher, glaubte es aber auch. Was sollte ich sonst mit einer Wassermelone im Bauch und einer zweiten im Hintern denken? Ergebnis: Ich bekam einen Jungen!

Es war eine ziemlich demütigende Erfahrung, dem BFA dabei zuzusehen, wie er einem höheren (in diesem Fall wohl eher einem breiter angelegten) Ziel zustrebte, und gleichzeitig gegen das Bedürfnis anzukämpfen, sich fortwährend darüber zu beschweren. Ein absolutes Schlüsselelement war mein Ehemann, der im Hinblick auf meinen BFA dankbarerweise Scheuklappen entwickelt zu haben schien (oder hatte ihn gar mein dicker Hintern geblendet?). Sowohl als die Waage katapultartig nach oben schoss als auch auf dem Weg nach unten (auch wenn sie dort eindeutig ein paar Zentimeter weiter oben stehen blieb), fiel ihm immer etwas Nettes zu meinem Erscheinungsbild ein – »Deine Nägel sehen heute so schön aus, warst du bei der Maniküre?« Aber ganz im Ernst: Ein verständnisvoller Partner kann eine unschätzbare Hilfe sein, wenn es darum geht, einen BFA lieben zu lernen. Aber ein BFA ist immer noch ein BFA, daran gibt es nichts zu rütteln.

Bekenntnis

von B-FAB Marie

»Fettfass« – das war der Spitzname, den mir meine Brüder und die gemeinen Onkel als Teenager gaben. Also beschloss ich, die Orangen-Diät zu machen (ich aß nur Dinge, die orangefarben waren), und bekam am Ende das, was für mein Empfinden die Idealfigur war. Ich war immer ein jungenhafter Typ, der sich gern in jeder erdenklichen Sportart mit Mädchen und Jungs maß. Mit 18 besaß ich als Ergebnis harter Arbeit diese kurvige Marilyn-Monroe-Figur (90-60-90). Aber, nun ja, alles Gute endet irgendwann einmal. Nach der Geburt meines ersten Kindes war ich in einem katastrophalen Zustand. Meine Figur hatte sich komplett verabschiedet. Meine Brüste waren schlaff, meinen Bauch zierten hässliche Dehnungsstreifen und mein Arsch, gütiger Himmel, mein Arsch. Er folgte mir, wohin ich auch ging. Mein Arzt, dieser unfaire Mistkerl, gab mir den Rest. Er meinte, meinen Knackarsch würde ich nie wiederkriegen, egal, wie hart ich trainieren würde. Mein Leben war wie eine Diät mit Jo-Jo-Effekt. Mein Arsch hängt immer noch durch. Er hat mich nie verlassen. Das wird er wohl auch niemals. Was ich von meinem ersten Ehemann nicht behaupten kann.

Stimmen im Kopf

Wieso führen eigentlich offenbar alle ein tolles Leben mit ihrem dicken Hintern, nur Sie nicht? Das Geheimnis ist Folgendes: Vielleicht führen Sie ja ein wunderbares Leben, nur die ständigen heimlichen negativen Gedanken hindern Sie daran, es auch zu genießen. Ununterbrochen ist da diese fiese kleine Stimme im Kopf, die ständig »Könnte ich doch nur diese letzten zwei, fünf oder hundert Kilo noch abnehmen, wäre ich absolut glücklich und alle meine Probleme wären auf einen Schlag gelöst.« Bis zum heutigen Tag hat uns keiner – weder Familie noch Freunde noch die Kirche oder gar der Präsident der Vereinigten Staaten – dabei geholfen, diese »Ich hasse meinen Hintern«-Geschichte in den Griff zu bekommen. Vielleicht muss es eben so sein. Tja, muss es *nicht*. Sie müssen nur Ihren Kopf dazu bringen, dass er endlich die Klappe hält.

Sehen wir den Tatsachen doch ins Auge: Keine von uns ist fett, weil sie eben fett ist. Wir sind fett, weil da vorher etwas passiert ist. Gene oder traumatische Erlebnisse. So sehen wir es jedenfalls. Klingt das nicht unglaublich professionell, so als wüssten wir, wovon wir hier reden?! Was Sie von sich selbst denken, ist genau das, was auch der Rest der Welt von Ihnen denkt. Sie haben die Macht, Ihre Gedanken (und infolgedessen auch Ihren Prachtarsch) zu kontrollieren. Diese verdammte kleine Miststimme in Ihrem Kopf mag im Moment die Kontrolle über Ihr Leben haben, aber Sie können dafür sorgen, dass das aufhört. Ersetzen Sie diese blöde kleine Stimme durch positive Gedanken. In diesem Kapitel widmen wir uns den zahlreichen Möglichkeiten, wie man dieser fiesen kleinen Stimme sagen kann, sie soll sich gefälligst verziehen.

Fühlen Sie sich nicht mieser als unbedingt nötig

Eine Möglichkeit ist es, sich von den ständigen abwertenden Gedanken abzulenken. So kann man diese Stimme zum Schweigen bringen, die einen ständig vollfaselt, man sei nicht gut genug, nicht klug genug und verdiene es nicht, glücklich zu sein. Sie kennen all das längst und haben es so oft gehört, dass Sie es auswendig herunterbeten können. Vielleicht ist es Ihnen mittlerweile sogar egal. Möglicherweise denken Sie: Na und? Diese Stimme ist doch nur in meinem Kopf. Dabei ist der Kopf der schlimmste Ort, an dem sie sein kann! (Haben Sie vergessen, was mit Jeanne d'Arc passiert ist?) Wir verkünden hiermit das offizielle Ende der fiesen kleinen Stimme im Kopf. Sie beschäftigt uns viel zu sehr, sie lässt uns viel zu sehr darüber nachgrübeln, ob wir Cellulite an den Oberschenkeln haben oder ob die neue Frisur uns noch fetter wirken lässt, als wir sowieso schon sind. Diese fiese kleine Stimme lässt uns bei Partys am Rand der Tanzfläche sitzen – vorausgesetzt, wir raffen uns überhaupt auf, hinzugehen. Sie lässt uns nervös werden, wenn wir im Supermarkt um Hilfe bitten oder uns bei einer Besprechung im Büro zu Wort melden. Es gibt viele Mittel und Wege, diese fiese kleine Stimme zum Schweigen zu bringen, die auch Ihr Selbstwertgefühl derart sabotiert. Eine ganz hervorragende Methode ist es, so lange »Drei Chinesen mit dem Kontrabass« zu singen, bis Ihnen etwas Nettes eingefallen ist, was Sie über sich selbst sagen können. (Klingt ziemlich schwachsinnig, aber B-FAB Janette wendet die »Drei Chinesen«-Technik bereits seit Jahren erfolgreich an. Bei ihr wirkt sie wie ein Zauberspruch und wesentlich besser als all dieses negative Zeug.)

Essen – der Inbegriff der Ablenkung

Von den größten Schlaubergern, die je unter uns weilten, wissen wir, dass es kein wirksameres Naturgesetz in unserem Universum gibt als das Gesetz der Ablenkung. (Wir wissen nicht, wer diese Schlauberger sind, aber wahrscheinlich wohnen sie alle in irgendeiner Universitätsstadt wie Edinburgh. Oder Oz. In diesem Punkt sind wir uns nicht ganz sicher.) Natürlich ist Essen die beste aller Ablenkungsmethoden. Manche Menschen sind die geborenen Gastrokritiker und verdienen sich ihren Lebensunterhalt damit. Andere haben TV-Sendungen erfunden, wie Jamie Oliver oder Martha Stewart, aber die Mehrzahl unter uns isst nicht aus beruflichen Gründen – sondern, um am Leben zu bleiben. Nichts bringt die fiese kleine Stimme in unserem Hinterkopf schneller zum Schweigen als ein anständiger Teller Kartoffelpüree mit Bratensoße. Frühstücksflocken sind auch prima geeignet, idealerweise diese Weizendinger mit Honig. Fünf, sechs Schüsseln davon, und schon sind alle Sorgen vergessen, weil man so sehr mit Kauen beschäftigt ist. Und genau das ist das Problem. Denn diese fiese kleine Stimme schweigt nur, solange man mit Essen beschäftigt ist. Sobald man nichts mehr hinunterbekommt und sich die Jeans in einen Schraubstock verwandelt hat, wird man sich wieder dafür hassen, was man sich gerade einverleibt hat. Aber, ja, es stimmt, man hat den Grund, der einen überhaupt bewogen hat, etwas zu essen, völlig vergessen. Wow. Wer behauptet, Fressattacken würden nicht funktionieren?

Wenn Sie die Angewohnheit haben, beim Fernsehen zu essen, ist der beste Trick, eine Beschäftigung für die Hände zu finden. Hier empfiehlt sich Stricken, Makramee, Qi-Gong-Kugeln, Handschellen oder sich an einen selbst gebastelten Pranger zu stellen. Es gibt jede Menge einfacher Kniffe, einen Bogen um Essbares zu machen. Lassen Sie sich doch in der Kammer unter der Treppe einsperren wie Harry Potter. Das ist doch mal eine gute Idee.

Lebenslasten

Auch diese Änderung des Lebensstils ist perfekt geeignet, um die fiese kleine Stimme zum Schweigen zu bringen: Bürden Sie sich einfach viel zu viel auf im Leben. Verbringen Sie 50, 60 Stunden pro Woche im Büro, legen Sie sich vier Kinder zu, und schlafen Sie mit Ihrem BlackBerry im Arm ein – eingeschaltet, wohlgemerkt. Werden Sie zum Workaholic, wie er im Buche steht. Ihre Freizeit wird viel zu knapp bemessen sein, als dass die fiese kleine Stimme überhaupt den Weg zu Ihren Gehirnzellen findet. Sie werden rund um die Uhr so erledigt sein, dass Sie nach der letzten Besorgung und einem Mitternachtssnack sowieso kollabieren, kaum dass Ihr Kopf das Kissen berührt. Schaffen, schaffen, schaffen. Zu beschäftigt, um einen Gedanken daran zu verschwenden, wie Sie dünner, hübscher, jünger oder sonst etwas *er*-mäßiges werden. Wenn Sie sich für den Workaholic-Weg entscheiden, schlagen wir vor, Sie sorgen dafür, dass Sie 13 Sekunden am Tag für sich selbst erübrigen. In diesen 13 Sekunden lassen Sie aber nicht die fiese kleine Stimme in Ihrem Kopf zu Wort kommen, sondern feiern Ihren BFA und halten sich vor Augen, wie einzigartig und wunderbar Sie sind – und dann machen Sie sich wieder an die Arbeit und sind fleißig wie ein Bienchen. Vielleicht finden Sie ja irgendeinen Weg, eines Tages diese verdammte Stimme in Ihrem Kopf abzuschalten und trotzdem ein bisschen weniger zu arbeiten, obwohl wir es bezweifeln.

Wie wär's damit?

Selbst wenn Essen vor dem Fernseher die klassische Methode ist, Ihren inneren Frieden zu finden, sprich, die Stimme in Ihrem Innern auszublenden, gibt es auch noch andere Alternativen. Sie müssen nur eine Beschäftigung finden, die Sie mit Haut und Haar absorbiert. Von welcher Beschäftigung in Ihrem Leben können Sie sagen, dass Sie sich selbst von ganzem Herzen und bis in die winzigste Zelle lieben, wenn Sie sich ihr widmen? Bei B-FAB Laura ist es Reisen, Schreiben, zu Konzerten gehen, Nickerchen machen und Medikamente einnehmen. Janettes Stimme verstummt, wenn sie liest, im Garten arbeitet oder auf Tontauben schießt. Wir schlagen vor, dass Sie Ihre eigenen Lieblingsbeschäftigungen finden. Riskieren Sie was, leben Sie ein Leben, in dem etwas passiert. Tun Sie, wonach Ihnen der Sinn steht.

Ihr Arsch ist, wie er ist

Die Naturgesetze des Universums sind willkürlich und grausam. Die Schwerkraft ist ein übles Miststück. Vielleicht ist es auch Ihr genetischer Code, der Ihnen eine Zahlenkombination auf den Hintern gebrannt hat, die Sie nicht gut finden. Was diese fiese kleine Stimme in Ihrem Kopf auch bewogen haben mag, sich zu Wort zu melden, es ist Ihre Aufgabe, die Lautstärke zu drosseln, verdammt noch mal. Manchmal erscheint das unmöglich, aber das ist es nicht. Der Mensch hat immerhin das Alphabet erfunden, also kann es für Sie doch wohl nicht so schwierig sein, die negativen Gedanken über Ihre lächerlichen vier Buchstaben aus Ihrem Gehirn zu verbannen.

Süchte und Zwänge eines B-FLABs
(Big Flabby Ass Babe)

Perfektionismus im Hinblick auf das eigene Körpergewicht kann einen Menschen zu einer Gefahr für sich selbst, seine Haustiere und andere machen. Insbesondere dann, wenn man sich morgens nach dem Aufstehen nackt und mit einer Kaffeetasse in der Hand auf die Waage stellt. (Natürlich ist es ratsam, den Kaffee vorher beiseitezustellen, schließlich könnte die Tasse 100 Gramm wiegen.) Verdrehen Sie die Augen und stoßen angesichts der Zahl auf dem Display einen abgrundtiefen Seufzer aus, wenn Sie von dieser elektronischen Ausgeburt der Hölle wieder heruntersteigen? Sind Sie enttäuscht, weil Sie am Vortag doch nur einen Apfel zu Mittag gegessen haben und sich auf der Waage trotzdem nichts bewegt hat? Leiden Sie den Rest des Tages unter einem akuten Anfall von Selbstverachtung? Dann haben Sie ein Problem mit sich selbst. Der Hass auf sich selbst und Ihr Gewicht zwingt Sie möglicherweise, sich ein paar ganz üble Gewohnheiten zuzulegen. (Siehe dazu auch Lauras Bekenntnis »Zahlen und andere Unerfreulichkeiten«, Seite 150.) In diesem Kapitel werden wir die schlechten Angewohnheiten beleuchten – das sind all jene Dinge, die nicht an oberster Stelle Ihrer To-do-Liste stehen und Ihnen das Leben gehörig schwer machen können. (Sie schreiben schließlich nicht in Ihren Kalender: »Donnerstag, 17 Uhr, Party im Büro: Saufen wie ein Seemann«, oder?)

Rauchzeichen

Selbst die Horrormeldungen übers Rauchen können einige von uns B-FABs nicht davon abhalten. Schuld daran sind wohl die tollen Werbekampagnen – ein beigefarbenes Kamel oder ein gut aussehender, raubeiniger Cowboy genügen schon, um zum Glimmstängel zu greifen. Wieso nur? Wir sind Süchtlinge, das ist der Grund. Ganz zu schweigen von einem weiteren: Das Rauchen aufzugeben ist der Startschuss dafür, viel zu viel zu essen. Stichwort: orale Fixierung. Viele B-FABs, die sich von ihrer täglichen Schachtel Slim Line verabschiedet haben, sind aufgegangen wie Dampfnudeln. Zigaretten scheinen eine plausible Alternative zu sein, wenn man flach auf dem Rücken liegend die Hilfe einer Freundin in Anspruch nehmen muss, um den Reißverschluss der Jeans hochzukriegen. »Zum Teufel damit. Ich kann ebenso gut auf diese schwarz umrandeten Warnungen auf der Schachtel pfeifen. Ich bin Kettenraucherin. Meine Güte, man kann auch überfahren werden, wenn man über die Straße geht. Man kann nicht ständig mit dieser Angst im Nacken herumlaufen«, argumentieren einige B-FABs. (Wir hier in der Zentrale des B-FAB-Klubs wollen das Rauchen nicht stillschweigend dulden. Das müssen wir auch nicht. Es ist sowieso schon ziemlich verbreitet.) Die erste Tasse Kaffee am Morgen und eine schöne Zigarette dazu – für manche das perfekte Mittel, um jeden Gedanken an die Hosengröße zu vergessen. Der Tag kann kommen. Jeder Teil des Körpers ist voller Energie und stürzt sich mutig auf die nächste Aufgabe: sich den ganzen Tag über zu wünschen, man wäre jemand anderes.

Oralfixierung Nummer zwei: Alkohol

Trinken ist eine wunderbare Methode, um sich auszuknocken. Viele von uns können einfach die Tatsache nicht akzeptieren, dass wir nichts haben, worauf wir uns freuen können – sondern dass sich unser Befinden am frühen Morgen (nämlich lausig) wie ein roter Faden durch den Rest des Tages ziehen wird. Es *muss* doch so etwas wie eine glücklich machende Happy Hour geben. Also trinken wir zu den Mahlzeiten erst mal ein paar Gläser Chardonnay (macht 300 Kalorien), sodass wir in der Lage sind, den Gedanken an die Kalorienzahl des eigentlichen Essens (3000) ganz entspannt zu verdrängen. Auf diese Weise vergisst man nicht nur seinen Körperbau und was man gegessen hat, sondern auch den eigenen Nachnamen und den Namen des Typen, den man mit nach Hause schleppt. Was für ein Riesenspaß! Nach den ersten Drinks ist alles absolut klasse. Ein leckerer Martini oder ein Highball können ein B-FAB dazu bringen, aufzustehen und ihren riesigen Arsch auf der Tanzfläche mal so richtig schwabbeln zu lassen. Was für eine tolle Flucht vor dem Umfang der eigenen Oberschenkel – hauen Sie rein, lassen Sie es in Ihrer Stammkneipe mal so richtig krachen, und dann fahren Sie nach Hause und fallen im Halbkoma ins Bett.

Aber Moment mal: Alkohol lässt Arterien verkalken und macht fett! Aber wen kümmert's? Wir müssen alle irgendwann sterben – selbst Dünne! Wie soll ein B-FAB das Leben ohne Alkohol ertragen? Manche versuchen, ihm abzuschwören, und enden bei den Anonymen Alkoholikern, wo sie dann Brownies in sich hineinstopfen und sich eine Zigarette nach der anderen anzünden. Die meisten von uns jedoch finden einen perfekten Mittelweg, lassen sich von der Feierlaune mitreißen und amüsieren sich, ohne sich gleich zum Affen zu machen. Wichtiger Tipp an dieser Stelle: nicht betrunken fahren. Wenn Sie einen Unfall bauen, werden alle die vielen leeren Essensverpackungen sehen, die in jeder Spalte und Ritze Ihres Wagens stecken.

Der Zucker-Blues

Wo wir schon beim Thema Kneipen-Süchte sind: Wir B-FABs haben bekanntermaßen eine Vorliebe für die exotisch-eleganten Drinks (die noch viel besser schmecken, wenn eine anständige Ladung Zucker drin ist) mit kleinen Schirmchen drauf – Sex on the Beach oder Piña Colada. Sie bescheren uns einen ordentlichen Alkohol- und Zuckerflash. Jippiee! Zucker ist das beste Mittel, um jede Selbstbeherrschung zu verlieren. Wir haben nicht nur Lust auf Zucker, er ist der Grund, weshalb wir überhaupt leben! Leider ist Zucker der Teufel. Er ist das Rohprodukt, das aus der Hölle kommt – Diabetes, Herz-Kreislauferkrankungen und Krebs sind nur einige der Folgen, die uns drohen. Aber wen kümmert's? Klappe halten. Was gibt's als Dessert?

Manchmal können wir uns selbst austricksen und uns einreden, wir seien immer noch auf Diät, indem wir etwas Süßes als Hauptmahlzeit essen; beispielsweise ziehen wir uns zum Abendessen eine Schüssel Eiscreme oder einen Bananensplit rein. (Immerhin ist das Obst!) Wir wissen, dass es nicht gesund ist. Aber viele Dinge sind ungesund und tun uns nicht gut. Langeweile ist beispielsweise eine lebensbedrohliche Krankheit für uns. Und es gibt nichts Schlimmeres, als zum Abendessen auszugehen und sich keine tödliche Schokoladen-Dosis als Dessert zu bestellen – möglicherweise gefolgt von einer Verdauungszigarette.

Stress, Stress, Stress und kein Ausweg in Sicht

Trommelwirbel, bitte. Die wichtigste Ursache des klassischen dicken Hinterns ist: Stress. Ja, meine Lieben, Sie (oder jemand aus Ihrem direkten Umfeld) sind höchstwahrscheinlich ein nervöses, hyperventilierendes, überarbeitetes Wrack, das zu viel isst. Der Stress raubt dem Körper seine Fähigkeit, Nahrungsmittel zu verarbeiten. Zugleich fördert er das Bedürfnis, zu essen, um ruhiger zu werden. Wir essen, sind aber trotzdem immer noch nervös. Und da wir oral fixiert sind, rufen wir gelegentlich unsere Freundinnen an, um mit ihnen zu plaudern. Die Gespräche laufen meistens folgendermaßen ab: »Hi, hier ist Mandy. Wie geht's denn so? Was machst du gerade? Ja, mir geht's ganz gut. Vielleicht gehe ich gleich noch einen Happen essen. Ich bin echt gestresst. Hab ich dir schon erzählt, dass ich mich mit meiner Mutter zum Mittagessen getroffen habe? Eigentlich wollte ich danach ins Fitnessstudio zum Training. Manchmal hilft das, aber ich hatte so riesigen Hunger, also bin ich nach Hause gekommen, aber jetzt gehe ich noch mal los. Nein, ich weiß noch nicht, wohin ich gehe, aber wollen wir uns nicht irgendwo treffen? Oh, Moment, ich kriege gerade noch einen Anruf. Außerdem muss ich noch eine Mail schreiben und das Katzenklo sauber machen. Kann ich dich gleich noch mal zurückrufen?« Wir können ewig so weitermachen: Reden, ohne etwas Substanzielles zu sagen. Stress macht einen hypernervös, und wenn man hypernervös ist, vergisst man schnell seine Kehrseite. Es ist ein recht geringer Preis, um das große Problem zu vergessen. Wir schalten auf Überlebensmodus, lassen unsere neurotischen, von Stress gebeutelten Hirnstromwellen heiß laufen… genauso wollen wir es haben. Unsere täglichen Aktivitäten spiegeln diesen von Stress gezeichneten Irrsinn wider. Wir rotieren den ganzen Tag, ohne etwas wirklich Messbares zu schaffen. Wie schwachsinnig ist das denn?

Bekenntnis
von B-FAB Sherrie

Ich weiß noch, wie ich im Flanellpyjama vor dem Fernseher lümmelte, während diese wunderbaren Geschöpfe mit ihren perfekten Körpern im Badeanzug über den Laufsteg stolzierten, und sinnierte, dass ich niemals so aussehen würde. In diesem Moment bekam ich mit, wie meine Eltern sich unterhielten. »Sherrie ist nun mal klein und plump, da kann man nichts machen. Ihre Schwester ist dagegen der schlanke, elegante Typ. Die Miss Amerika von morgen.« Ich spürte, wie mir die Tränen kamen. Mein Magen verkrampfte sich vor Kummer, aber ich wusste ja, dass sie recht hatten. Ich *war* pummelig. Meine Eltern ermutigten mich, jeden Abend ein paar Sit-ups zu machen, aber das verstärkte mein negatives Selbstbild nur noch. Ihre Bemerkungen hallten mir in den Ohren wider, wann immer ich mich in den nächsten Jahren im Spiegel sah. Irgendwann hatte mein Gewicht geradezu schwindelerregende Höhen erklommen, sodass selbst Kleidergröße 46 knapp wurde. Ich war süchtig nach Kohlehydraten und Zucker, wollte nicht unter Leute gehen, mir neue Sachen kaufen oder mich fotografieren lassen.

Nach vielen schmerzlichen Jahren mit der genetischen Veranlagung zum Übergewicht, dem erbitterten Kampf gegen die Hormone und das Alter – Faktoren, die allesamt gegen mich arbeiteten –, fasste ich den Entschluss, mein Gewichtsproblem ein für alle Mal in den Griff zu bekommen. Ich fand heraus, dass die Lösung an einer ganz anderen Stelle lag, als ich vermutet hatte – Stressmanagement durch Nahrungsergänzung hieß die Devise. Außerdem fing ich an, Proteinshakes mit Stress reduzierenden Inhaltsstoffen zu trinken. Inzwischen, als Mutter von sieben Kindern und Großmutter von fünf Enkeln, trage ich Kleidergröße 34. Aber was noch viel wichtiger ist, ich bin gesund, glücklich und fühle mich besser als je zuvor in meinem ganzen Leben. Ich bin der Ansicht, sich schön zu fühlen, ist das Geburtsrecht einer jeden Frau!

Fertigprodukte und andere Chemie

Während wir hier reden, decken wir uns bei Kentucky Fried Chicken, McDonald's oder sonstigen Fast-Food-Ketten mit Essbarem ein, das voller chemischer Köstlichkeiten steckt. Was dazu führt, dass unser Stoffwechsel nahezu vollständig zum Erliegen kommt, weil ihn die Verarbeitung all dieser gesättigten Fettsäuren komplett überfordert. Das führt zum Reizdarm-Syndrom. Natürlich ist unser Darm gereizt; das wären Sie auch, wenn Sie sich ständig mit all diesem Zeug herumschlagen müssten. Blähungen sind die natürliche Folge davon, und zwar nicht zu knapp. Sodbrennen ist der Weg der Natur zu sagen: »Hör auf zu essen«, eine ärgerliche Unterbrechung, oft in Form von Aufstoßen oder einem brennenden Gefühl im Magen. Nichts törnt bei einem romantischen Abendessen mehr ab, als eine Schachtel Magentabletten aus der Tasche zu ziehen. Der Verdauungsapparat eines B-FABs macht kontinuierlich Überstunden und lässt uns Gefahr laufen, ohnmächtig zu werden. Ohnmacht ist etwas Gutes, denn B-FABs würden ohnehin am liebsten alles verschlafen. Am besten gleich nach dem Essen. Es geht doch nichts über unser Nickerchen. Schlafen. Alles ausblenden. Sich die ständige Erschöpfung zunutze machen, die nächste Pizza bestellen, selbstverständlich mit Lieferung frei Haus.

Kaffee-Schlangen

Es gibt noch ein tolles Suchtmittel – Koffein. Diese Kaffeeketten sind ein idealer Ort, aus den eigenen Gedanken auf- und in die eines anderen Menschen einzutauchen. Man sitzt in einem dieser Riesensessel, sofern man einen ergattern konnte, lauscht einer Unterhaltung oder tauscht irgendwelche Sinnlosigkeiten mit Wildfremden aus. Man bestellt sich einen Becher Kaffee vom Volumen eines Tanklasters – der eigentlich den Rest des Tages ausreichen sollte. Es gibt ja Menschen, die Kaffee trinken, anstatt zu essen. Selbst wenn das nicht funktioniert und man doch etwas isst, fühlt man sich gleich viel besser – das liegt an all den supercoolen, zaundürren Hollywood-Schauspielerinnen, die ununterbrochen mit Kaffeebechern in den Händen fotografiert werden. Es ist ihre Art, der Welt zu sagen: »Wir trinken Kaffee und tun das anstelle von Essen, und deshalb sind wir so fotogen.« Es ist einfach, sich als Teil der Masse zu fühlen, wenn man in irgendeiner obszön langen Schlange steht, um horrende Preise für einen einfachen Becher Kaffee zu bezahlen. Man kann über wichtige Dinge nachdenken, während man wartet. Wenn man endlich am Tresen steht, bekommt man sein Gebräu ausgehändigt, kippt es hinunter und kann wieder gehen – und ist mindestens bis zur Mittagszeit »drauf«. Dann setzt schlagartig der Entzug ein, man hat aber noch den ganzen Tag vor sich. Also fängt das Ganze von vorn an. »Es ist acht Uhr abends. Ich brauche dringend noch einen Kaffee.« Und dann ist man die ganze Nacht wach, starrt der Katze ins Gesicht und hasst seinen fetten Hintern. Die Katze findet das klasse. Immerhin bekommt sie auf diese Weise mitten in der Nacht eine Spielkameradin. »Macht ja nichts, dass Kaffee den Körper entwässert und ihm die natürliche Fähigkeit raubt, neue Energie zu sammeln. Wir brauchen morgens etwas, um in die Gänge zu kommen«, sagen B-FABs.

Einmischung verboten!

Wir lieben unsere Freunde und Familien, aber was immer sie auch tun, sie sollen bloß nicht versuchen, uns zu helfen. Einmischung können wir nicht leiden. Wir sind wie Wale. Wir müssen lernen, uns selbst zu retten. Wenn es uns nicht gelingt, dann gute Nacht. Es war toll, und, ach was soll's, kann bitte mal jemand den Sahnefrischkäse rübergeben? Mae West hat es auf den Punkt gebracht: »Ich gehe Versuchungen grundsätzlich aus dem Weg, es sei denn, ich kann ihnen nicht widerstehen.«

Um uns ernsthaft besser fühlen zu können, müssten wir uns von Zucker, Salz, Milchprodukten, Zuckerersatzstoffen, Tee, Limonade und Kaffee verabschieden. »Spinnst du?«, würden die meisten sagen. Toll ist, dass Laura, während wir dieses Buch geschrieben haben, genau das getan und dabei über sieben Kilo abgenommen hat. Dabei war das gar nicht ihre Absicht (das wäre schließlich keine gute Marketingstrategie für dieses Buch gewesen), sondern sie hat es einfach getan, weil sie sich dadurch besser gefühlt hat. Sie hat die Entscheidung aus eigenem Antrieb getroffen. »Eine bewusste Lebensweise ist doof… aber sie ist das Einzige, was hilft.«

Kassensturz

Bekenntnisse eines Gründungsmitglieds von Laura Banks

Kürzlich habe ich von meinem Vater eine Mitgliedschaft für den Discount-Klub der Billig-Supermarktkette Costco bekommen. Wenn einem Eltern etwas schenken, muss man es auch annehmen. Ich habe mich also bedankt und bin in den Laden marschiert, um die Karte abzuholen. Aber musste ich unbedingt diesem Klub beitreten? Der zu einem Unternehmen gehört, das sich rühmt, Lebensmittel in wahnwitzigen Packungsgrößen zu Billigpreisen unters Volk zu bringen? Was wird dabei aus mir werden?

Ich ging also zu dem Schalter und stellte mich auf eine Markierung auf dem Boden, während man eine Kamera auf mich richtete. Ich war heilfroh, dass sie keine Ganzkörperaufnahme von mir machten. Ausweisfotos zeigen einen ja nie in aller Pracht, aber können Sie sich vorstellen, wie es wäre, wenn ein Foto meines Hinterns als Erkennungsmerkmal dienen würde? In diesem Fall müsste man sich am Ausgang umdrehen, damit die Mitgliedschaft anhand der Kehrseite verifiziert werden kann. Als sie mir die Mitgliedskarte aushändigten, wünschte ich mir allerdings wirklich, sie hätten ein Foto von meinem Hintern gemacht. Ich sah aus wie eine Bulldogge mit Skorbut. Die fünf Kilo extra, die die Kamera hinzuschummelte (und die sich zu den zehn gesellten, die ich mir über den Winter angefuttert hatte), summierten sich zu einem alarmierenden Meisterstück der Fotografierkunst. Wieso sehe ich wie ein vollgefressenes Murmeltier aus? Wieso wiege ich zu viel?, fragte diese böse kleine Stimme in meinem Innern. Antwort? Ganz einfach: Weil ich zu viel esse. Habe ich schon wieder vergessen, ins Fitnessstudio zu gehen? Wie viel habe ich gestern in mich hineingestopft? Letzte Woche? Manchmal kann ich die Tatsache, dass ich zu fett bin, vergessen. Solange bis ich ein Foto von mir sehe – normalerweise auf irgendeiner Party, wo mich ein lieber Freund mit der Digitalkamera einfängt, während ich mir gerade einen von fettigem Dip triefenden Cracker in den Mund schiebe. »Und jetzt lächeln!«

Ich erinnere mich an diese kritische Stimme in meinem Kopf, die sagte: »Wenn ich jetzt mit diesem Gewicht zu Costco gehe, wie viel werde ich dann wiegen, wenn ich die Mitgliedschaft in einem Jahr verlängere?« Ist der Rabatt auf die Krabbenküchlein wirklich den Zuwachs um die Hüften wert? Das Ganze erfüllte mich mit großer Sorge. Es kam mir alles so surreal vor. Ich verstaute mein neues, schmerzlich ehrliches Foto in der Brieftasche und betrat den Laden – in der felsenfesten Überzeugung, allein schon zuzunehmen, indem ich die Schwelle überquerte. Im Geiste sah ich mich, wie ich ein Jahr später via Satellit in die Fernsehshow *Dr. Phil* zugeschaltet wurde, weil ich aus eigener Kraft mein Bett nicht mehr verlassen konnte.

»Ist ein Riesensupermarkt gleichbedeutend mit einem Riesenarsch?« – das war die Frage, die ich mir stellen musste. (Das ist übrigens noch ein Grund, weshalb ich Gewichtsprobleme habe: Riesige Läden wie Costco, bei denen weit und breit kein Ende abzusehen ist, machen mir Angst.) Der Anblick überwältigte mich und löste ein Gefühl von Stress und Verwirrung in mir aus. Mein Atem kam flach und in Stößen. Ganz langsam ergab ich mich meinen Ängsten und schloss mich dem Strom der Einkaufenden an, die wie eine gewaltige Viehherde durch die Gänge zogen. (Muuuuh!) Der Laden hatte die Ausmaße eines ganzen Stadtbezirks. Hmm, vielleicht könnte ich ja bei dieser Gelegenheit ein paar Kalorien verbrennen. Ich nahm mir vor, nächstes Mal Laufschuhe anzuziehen und auf der Suche nach den Tofu-Würstchen einen ordentlichen Sprint hinzulegen.

Ich fing in der Abteilung mit den Riesen-Plasmabildschirmen an, und genau dort überfiel es mich. Ich fühlte mich völlig verloren in diesem Meer aus Fernsehern, Kniestrümpfen, Rasenmähern und Tiefkühllasagne. Etwas stimmte nicht – ich könnte einen Avocado-Dip kaufen, während direkt daneben Gartenstühle, Heckenscheren und Rasendünger angepriesen wurden. (Das, liebe B-FAB-Schwestern, ist ein Zeichen, dass wir alle dem Ende der Zivilisation entgegensteuern.) Mein einziger Trost bestand darin, dass ich hier Sachen bekam, die laut Auszeichnung billig zu sein versprachen. Ich legte eine Schachtel Auberginen mit Parmesankruste in meinen Wagen – eine sehr kluge Entscheidung, da ich viel Ware für wenig Geld bekam und … weil Auberginen kalorienarm sind. Das Ganze hatte nur einen Haken: Das Gericht war für zwölf Personen gedacht. Also musste ich elf andere finden, die es mit mir teilen würden.

Ich sah mich um. Die anderen Einkaufenden sahen so aus, wie ich mich fühlte – verwirrt und völlig überwältigt angesichts des Angebots. Am liebsten hätte ich die Hand ausgestreckt und sie berührt. Da es so gut wie keine Mitarbeiter gibt, vermittelt Costco ein Gefühl erschreckender Seelenlosigkeit. Nichts als Reihe um Reihe dickmachender Lebensmittel – perfekt für eine Gesellschaft, die nach unmittelbarer Befriedigung lechzt. Wir sind eine dicke fette »Her damit«-Generation. Ich schämte mich. Für mich selbst, für den Klub, dem ich gerade beigetreten war, und auch dafür, dass ich riesige Tüten in meinen Wagen lud. Die Hälfte der Menschheit leidet Hunger, während ich diesen Laden mit pfundweise unsinnigem Kram verlassen kann, der innerhalb kürzester Zeit auf meinen Hüften und auf meinen Schenkeln landet. Ich würde sogar so weit gehen und gestehen … okay, ich sage es, wie es ist: Wir sind eine Horde verschwenderischer, gefräßiger B-FABs, geboren in einer Einöde zunehmender Taillenlosigkeit und ohne jede Kontrolle über unser Verhalten und das Ausmaß unserer Hinterteile. Orte wie dieser hier unterstützen uns nur in unserem Wahn, jederzeit alles haben zu können, was wir wollen. Die Enchilada, die Sie am Stand in Gang vier probiert haben, bereitet Ihnen Sodbrennen? Kein Problem, das passende Medikament finden Sie in Gang 202. Das ist der Klub, bei dem ich Mitglied bin.

Am Ende dieser höchst demütigenden Erfahrung stellte ich mich an der Kasse an, gemeinsam mit all den anderen, die ihre Einkaufswagen bis über den Rand mit irgendwelchem Kram in Riesenverpackungen beladen hatten und nun eine scheinbare Ewigkeit darauf warteten, endlich nach Hause gehen zu dürfen. Das muss Dantes dritter Kreis der Hölle sein. Wenn man mich fragt, könnte man die kostbare Zeit, die man in dieser Schlange vergeudet, besser mit Arbeit verbringen, damit man genug Geld verdient, um in einem normalen, anständigen Laden einkaufen zu können. Alle stehen herum, starren den anderen in den schier überquellenden Einkaufswagen und sehen, welche Frühstücksflocken und Haartönungen sie kaufen werden. Nach einer gefühlten Ewigkeit ist man endlich an der Reihe. So, jetzt aber zügig aus dem Costco-Koma aufwachen, schnell die Sachen aufs Band häufen, die Mitgliedskarte (mit dem wunderbaren Foto) aus der Tasche ziehen und dann alles in Windeseile einpacken.

Jedes Mal, wenn ich diesen vollbepackten Wagen nach draußen schiebe, bin ich völlig fertig, weil ich so viel Geld in meinem Discount-Klub-Mitglied-Supermarkt hingeblättert habe. (Einmal habe ich nur einen 20-Kilo-Sack Mini-Vorspeisen-Quiches, Limo, einen Sack Minzdragees und einen Massagetisch gekauft. Und dafür 295 Dollar berappt! Ernsthaft. Das ist kein Witz.) Das ist ein weiterer Grund, weshalb ich übergewichtig bin. Ich bin notorisch pleite. Und wenn ich pleite bin, ist Essen das Einzige, was mich tröstet. Das ist auch der Grund, weshalb all die erfolgreichen Schauspielerinnen so dünn sind. Klar, wenn ich Filmstar wäre und 250 Millionen auf dem Konto hätte, wäre ich auch überglücklich. Zumindest würde ich aussehen, als wäre ich es, was in Wahrheit ja viel wichtiger ist. Zumindest behaupten das immer alle.

Um den Schock an der Kasse zu überwinden, blieb ich stehen und kaufte eine Portion Nachos und eine Limonade in der kleinen Fressabteilung vor dem Laden. Ich konnte einfach nicht widerstehen. Dort hängen überall riesige Hochglanzfotos von Hotdogs, prickelnden Limonaden und Pizzen mit zart schmelzendem Käse. (Wenn ich esse, muss ich etwas lesen, um meinen Verstand von der Tatsache abzulenken, dass ich esse. Damit will ich etwa Folgendes sagen: Ich esse, um mich selbst in die Bewusstlosigkeit zu verfrachten, aber allem Anschein nach bin ich nicht bewusstlos genug, also lese ich nebenbei. Ich lese auch grundsätzlich, wenn ich auf der Toilette sitze. Schätzungsweise könnte man sagen, ich decke mich in jeder erdenklichen Verdauungsrichtung mit Lektüre ein.)

Während ich also meinen Snack verputzte, fiel mir eine Broschüre in die Hände, in der für den Beitritt in den Costco-Reiseklub geworben wurde. Ich nahm sie mit nach Hause und las sie an meinem Lieblingsplatz – dem Küchentisch. Es traf mich wie ein Keulenschlag. Wollte ich allen Ernstes mit anderen Mitgliedern aus meinem Einkaufsklub in den Urlaub fahren? Wollte ich von meinem Liegestuhl am Pool in irgendeinem Urlaubshotel in Orlando aufsehen und den Kerl aus der Tiefkühlabteilung vor mir haben? »Hi, Costco-Kollege. Erinnern Sie sich an mich? Wir sind uns in Gang vier begegnet. Ich hab die Chips und den Dip und die Limonade gekauft. Hiiiii!«, würde ich rufen und wie eine Verrückte winken.

Ich gestehe: Dad, dieses Jahr lasse ich meine Costco-Klubkarte verfallen. Ich liebe dich sehr, vielen Dank, aber ich verzichte. Stattdessen habe ich jetzt dieses kleine Dingsbums vom Frischemarkt um die Ecke an meinem Schlüsselbund hängen, das mir günstige Preise gewährt. Näher wollte ich einer Einkaufsklub-Mitgliedschaft eigentlich nicht kommen.

Teil III

Der Big Fat Ass und die Liebe

Romantische Stimmungen

Einigen von uns fällt es nicht leicht, einen Partner zu finden. B-FAB Laura hat das Gefühl, als hätte sie 20 Jahre dafür gebraucht, um ihre Beziehung zu Daniel auf die Reihe zu kriegen, mit dem sie erst seit vier Jahren zusammen ist. B-FAB Janette hat ihren langjährigen wunderbaren Partner Barry erst mit 42 kennengelernt. Das macht uns praktisch zu Expertinnen. Wenn Sie also ständig das Gefühl haben, nur Losern zu begegnen, brauchen Sie möglicherweise das, was wir liebevoll als »Rundumerneuerung vom Hals aufwärts« bezeichnen. Wieso fallen Sie auf Typen herein, die am Anfang so tun, als fühlten sie sich zu Ihnen hingezogen, Sie aber wie eine heiße Kartoffel fallen lassen, nachdem sie einmal mit Ihnen aus oder in der Kiste waren? Hat etwa Ihr Prachthintern etwas damit zu tun? Natürlich hat er das. Diese negative Selbsteinschätzung ist Ihnen von Freundinnen, Ihrer Mutter, dem Fernsehen, Zeitschriften, Ihrer Mutter, Kollegen, der Gesellschaft im Allgemeinen und im Übrigen auch von Ihrer Mutter eingeimpft worden. Vielleicht hat Ihr erster Freund Sie wegen der Schulschönheit sitzen gelassen, die einen knackigeren Hintern hatte. Was auch passiert sein mag, Sie haben es sich gemerkt und seither als Waffe gegen sich selbst eingesetzt. Ihre negativen Gedanken könnten durchaus der Grund sein, weshalb Sie Ihren Ritter in schimmernder Rüstung noch nicht gefunden haben. Welcher Prinz will schon eine Miss Miesepeter an seiner Seite? Wenn Sie nicht davon überzeugt sind, das Glück verdient zu haben, weshalb sollte jemand sich inspiriert fühlen, sein Leben mit Ihnen verbringen zu wollen?

Im Hinblick auf Männer geben sich B-FABs häufig mit dem Zweitbesten zufrieden. (Auf diesen Punkt gehen wir auf komplexere und grausamere Weise ein in Lauras Bekenntnis »Der D-Liga-Freund«, Seite 121, und in Janettes Bekenntnis »Das Arschloch Todd«, Seite 109.) Manche Männer bezeichnen Frauen mit Prachtarsch gemeinerweise als »leichtes Opfer«, was wir mit einem gut gelaunten »Drecksack« quittieren. Mag sein, dass B-FABs leichter auszumachen sind, aber das bedeutet noch lange nicht, dass sie auf einen Mistkerl reinfallen müssen, nur weil er ihnen ein bisschen Aufmerksamkeit schenkt. Als Erstes muss man herausfinden, ob er überhaupt gut genug für einen ist.

Und so beginnt der Tanz zwischen Mann und B-FAB. Beide sondieren einander, um rauszukriegen, was sich hinter der Fassade verbirgt, ertasten psychologische Tretminen, suchen nach Gemeinsamkeiten. Vorsicht, B-FABs: Achten Sie auf jedes noch so geringfügige Detail. Hält er Blickkontakt, wenn er sich mit Ihnen unterhält, oder kleben seine Augen auf Ihren Brüsten? Sieht er Sie an, als wären Sie eine Gebärmaschine und als klopfe er gerade Ihren Uterus auf seine Tauglichkeit ab? Schweift sein Blick auf der Suche nach anderen Babes ununterbrochen durch den Raum? Macht er auch nur die leisesten Anspielungen auf Ihr Gewicht? Kleben weiße Puderreste an seiner Nase, wenn er von der Herrentoilette zurückkommt? All das sind Anzeichen dafür, dass Sie sich – wieder mal – auf eine Verabredung mit Mr Wrong eingelassen haben, nur um ein bisschen Aufmerksamkeit zu bekommen. (Mr *Wong* hingegen könnte ein ganz netter Kerl sein; wahrscheinlich Chinese.)

Regeln für bindungswillige B-FABs

1. Lieben Sie sich selbst genauso, wie Sie sind.
2. Lieben Sie jeden, der bereit ist, Sie genauso zu lieben, wie Sie sind (mit Sinn und Verstand, versteht sich).
3. Finden Sie einen Mann, der gerne kocht.

Erwachsenwerden als B-FAB

Auf der Schule sind B-FABs meistens diejenigen, die am Rand stehen bleiben. Sie werden als Letzte zum Tanzen, zum Knutschen oder zum Ausgehen aufgefordert; sie sind die Letzten, die eingeladen werden, mit ihrem Traumprinzen (oder, ehrlich gesagt, sonst irgendwem) irgendwo hinzugehen oder etwas zu unternehmen. Es ist entsetzlich – immer diejenige zu sein, mit der keiner ausgehen will; entweder weil man sich selbst so abstoßend findet, oder weil man eben so aussieht, wie man aussieht. B-FAB Laura war so groß, dass keiner der Jungs wusste, was er mit ihr anstellen sollte. Lauras gewaltige Körpergröße (abgesehen davon, dass sie sich wegen ihrer zerrütteten Familie schämte) gab ihr das Gefühl, als hätte sie die Hauptrolle in »Angriff der Riesenweiber«. (Wie schon gesagt: »Lernen Sie, Ihren Prachtarsch zu lieben« kann man auf praktisch alles anwenden, wofür man sich schämt.) Laura ging davon aus, nicht mal von einem Jungen zum Abschlussball eingeladen zu werden, und genauso war es auch. Sie ging mit einer Freundin hin, Sue, die ebenfalls riesig war. Die beiden Mädchen standen also in der über und über dekorierten Turnhalle herum und fühlten sich absolut grauenhaft. Es ist schlimm, wenn einen Jungs nicht bemerken, so als existiere man noch nicht einmal. Es ist wahnsinnig schwer, nicht eifersüchtig auf andere, perfekte Mädchen zu sein, die so herrlich in den Armen des Jungen, der sie zum Ball ausführt, über die Tanzfläche schweben. Wie soll man je einen Jungen abkriegen, wenn man beim Tanzen nicht mal in seine Arme passt?

Kurvenschlacht

Ja, die Welt spielt in der Tat völlig verrückt, denn alle Frauen wollen unbedingt in Kleidergröße 34 passen. Dank der Medien finden viele Männer nur noch einen Mini-Hintern hübsch. (Viele, aber bei Weitem nicht alle.) Wir haben beschlossen, all die Werbeagenturen und diese dämlichen Idioten in den dämlichen Vorstandsbüros zu hassen, weil sie zu dem dämlichen Schluss gelangt sind, dass wir nicht zählen, weil wir nicht aussehen wie die Olsen-Zwillinge! All die mageren Models auf den Laufstegen und den Zeitschriften, all die Fernseh- und Leinwandstars – sie sind dünner als jede Bohnenstange! Was uns gewöhnlichen Sterblichen eine gewaltige Last auf die Schultern gepackt hat. Wir sind gezwungen, unsere Hinterteile in der Öffentlichkeit zu verstecken, insbesondere in der Gegenwart von Männern, für die wir uns interessieren.

Schließen Sie Frieden mit Ihrem besten Stück

Eine der besten Methoden, die eigene Kehrseite beim ersten Date nicht zum Schwerkraftopfer-im-Mittelpunkt-der-Öffentlichkeit werden zu lassen, ist ein temporärer Waffenstillstand mit dem eigenen Hintern. Bringen Sie diese fiese kleine Stimme in Ihrem Kopf zum Schweigen, indem Sie ihr sagen: »Ich will kein Wort aus dieser Ecke hören. Nicht bevor ich nicht wieder zu Hause auf dem Sofa sitze und ein Eis esse.« Bringen Sie sich motivationsmäßig in Schwung, bevor Sie zu einem Blind Date aufbrechen. Reden Sie mit Ihrem Prachtarsch: »Mein süßer Arsch, du und ich werden heute einen wunderbaren Abend verleben. Wir werden uns amüsieren. Wir sind heiß! Sexy. Ich liebe dich und mich. Alle beide.« Schreiben Sie diese Aufmunterungen auf Klebezettel, und verteilen Sie sie im ganzen Haus. Pappen Sie welche an den Spiegel. Sie sollten die Zettel allerdings abpflücken, bevor der Kerl Sie abholen kommt. Aber heben Sie die Zettel trotzdem in einem Umschlag mit der Aufschrift »Prachtarsch-Motivation« auf, und kleben Sie sie wieder an, wenn Sie nach der Verabredung nach Hause kommen. (Das ist echt super, denn auf diese Weise kann man seine Gedanken in eine bestimmte Richtung lenken. Das nennt sich Neurolinguistische Programmierung.) Überall im Haus, an Haustieren und auch an Nachbarn positive Botschaften aufzukleben, ist eine wunderbare Art, guter Dinge zu bleiben. (Das mit den Haustieren ist natürlich nur ein Scherz. Das mit den Nachbarn nicht.) Diese Selbstmotivation macht Sie nur umso attraktiver, weil er genau spürt, dass Sie weder vom Ausmaß Ihres Prachthinterns irritiert noch in irgendeiner Weise von ihm besessen sind. (Und weshalb sollten Sie das auch sein? Wenn der Kerl etwas taugt, wird er wissen, dass es dank dieses Hinterns nur noch mehr gibt, was man an Ihnen lieben kann.)

Wenn Sie Bedenken haben, sich in puncto Romantik so weit vorzuwagen, dass Sie möglicherweise nicht länger Oberwasser haben, sollten Sie eines nicht vergessen: Sie haben alles im Griff. Ja. Genau das haben Sie. Hier ist Janettes Philosophie aus der Zeit, als sie noch mit jedem Kerl ausging, der Bereitschaft signalisierte. Irgendwann fragte sie sich, was sie sich eigentlich von einem Mann wünscht – was sie *wirklich* von ihm will, tief innen drin, abgesehen von diesen weniger wichtigen Details wie Aussehen, Job oder schicke Hobbys. Ihre Antwort war folgende: In allererster Linie wünschte sie sich einen Mann, der sie wollte. Sie hatte viel zu viel Zeit mit einseitigen Schwärmereien und der Hingabe an frauenverachtende oder gar schwule Männer verplempert, bis sie bereit war, es endlich anzugehen. (Einziger Vorteil dabei war, dass sie ein paar wirklich wertvolle Tipps für die Inneneinrichtung bekam.) Diese Herangehensweise war wie ein Befreiungsschlag. Wenn sie sich mit einem Mann verabredete und er danach nicht mehr anrief, ließ sie sich dadurch viel weniger aus dem Konzept bringen, weil ihm ein ganz wesentliches Charakteristikum auf ihrer »Was will ich von einem Mann«-Liste fehlte. Er wollte sie nicht ernsthaft. Das ist ein K.o.-Argument. Janette schob die Schuld nicht auf ihren Prachtarsch. Der Kerl ist eine Flasche, dachte sie. Also, weiter geht's mit der Suche nach dem Richtigen.

Selbst wenn sich ein Mann an Ihrem Hintern stört – soll er doch! Das ist nicht Ihr Problem. Sie können nicht witzig, liebenswert, bezaubernd, interessant oder gar eines zweiten Dates würdig sein, von einer Beziehung ganz zu schweigen, wenn Sie ununterbrochen darüber nachdenken müssen, ob Ihr Hintern sich in gesellschaftlich akzeptablen Grenzen bewegt oder nicht. Hören Sie auf, Ihrem Hintern so viel Macht zu verleihen. Wann immer Sie über Ihre Pfunde sinnieren, richten Sie Ihre Aufmerksamkeit auf Ihren BFA. Damit laden Sie ihn praktisch ein, an Ihrem Tisch Platz zu nehmen, wie einen dritten Beteiligten bei Ihrem Rendezvous. Wollen Sie vom Oberkellner mit den Worten »Madame? Monsieur? Madames Derrière? Ihr Tisch für drei ist schon bereit« begrüßt werden?

Dekolleté ist alles

Wenn Sie einige Pfunde mehr auf die Waage bringen, nennen Sie höchstwahrscheinlich ein atemberaubendes Dekolleté Ihr Eigen. Schließlich nähren Sie auch diese beiden Hübschen jeden Tag nach Kräften, und deshalb sind sie schön und prall geworden. Zeigen Sie sie ruhig her. Auch ein bisschen Push-up-Unterstützung an dieser Stelle kann nicht schaden. Sie können auch gern etwas Rotes mit tiefem Ausschnitt anziehen. (Rote Kleidung, besonders rote Höschen, haben laut einer Umfrage eine erregende Wirkung auf Männer.) Tragen Sie Pflaumentöne und kastanienbraune oder knallrote Negligés, um einen Kerl so richtig in Schwung zu bringen. Malen Sie Ihren Hintern leuchtend rot an, verdammt noch mal. Sie werden sich wundern, wie viel Spaß Ausgehen und ein bisschen Malen mit Fingerfarben machen können, wenn Sie Ihre Hemmungen erst mal über Bord geworfen haben.

Single mit BFA

Es gibt so viele Gelegenheiten, bei denen man Männer kennenlernen kann – Hochzeiten, Geburtstagsfeste, Erstkommunionen, Verlobungsfeiern und Kuchen-Fresswettbewerbe. Bei all diesen Gelegenheiten steht das Essen im Mittelpunkt, was die perfekte Voraussetzung für Ihren Prachtarsch darstellt. Manche Frauen weigern sich ja, in Gegenwart der Männer zu essen, auf die sie stehen, aber wir sehen das ein bisschen anders. Man sollte immer so anfangen, wie man später auch weitermachen will – laufen Sie also getrost mit Keksen in der

Handtasche durch die Gegend. Und erzählen Sie ihm gleich von Anfang an, was Sache ist. Er wird Sie und Ihre Süßigkeiten lieben! (Sie werden die tollste Frau sein, die er je hatte, nur die Lebensmittelkosten werden ziemlich heftig ausfallen.) Er kann ruhig von Beginn an wissen, was auf ihn zukommt, und er darf seine eigenen Laster haben – Essen ist eben Ihres.

Das Geheimnis, einen Mann zu kriegen, besteht darin, sich mit einem ganzen Dutzend zu treffen. Wenn keine Ihrer Freundinnen in absehbarer Zeit eine Heirat plant, machen Sie sich einen Spaß daraus, in die Feiern fremder Leute reinzuplatzen. Gehen Sie zu Sportveranstaltungen, auch wenn Sie körperliche Bewegung verabscheuen. Wenn Sie vorgeben, ein riesiger Sportfan zu sein, sehen viele Männer gern darüber hinweg, was sich auf den hinteren Rängen so tut. Wenn Sie Sportergebnisse herunterbeten können, werden sie Ihre eigene Statistik großzügig übersehen. Brüllen Sie Ihrem neu gefundenen Schatz beim Fußball die Trefferstatistik der Spieler ins Ohr, damit können Sie richtig punkten. Vielleicht haben Sie Glück, und er spendiert Ihnen sogar einen Hotdog. Sportveranstaltungen sind bekanntermaßen Brutstätte hemmungsloser Fressorgien, und Männer, die so etwas besuchen, sind meistens selber ein wenig aus den Fugen geraten. Wenn er also großzügig über Ihre im Lauf der Jahre dank Pommes und Cola aufgegangenen Oberschenkel hinwegsehen kann, werden Sie dasselbe mit seinem Bierbauch tun. (Sie könnten wie geschaffen füreinander sein. Im Notfall müssen Sie beide vor den Hochzeitsfotos eben ein paar Kilos verlieren; die Sie wieder drauffuttern können, wenn Sie erst mal verheiratet sind.)

Bekenntnis
von B-FAB Betty aus New York

Im Lauf der Jahre hatte ich jede Menge erfolgreiche Fantasiebeziehungen, wobei jeder meiner Partner noch verständnisvoller war als sein Vorgänger. Einen meiner Lieblingskandidaten habe ich so kennengelernt: Eines Tages war ich beim Rollerbladen im Central Park, wo jede Menge Leute mit ihren Blades oder Rädern unterwegs sind oder spazieren gehen. Ich hatte gerade meine erste Saison als Blade-Anfängerin hinter mir und fühlte mich gewappnet, die ganze Zehnkilometerstrecke einschließlich des »Teufelsbergs« in Angriff zu nehmen. Und was passierte? Eigentlich kam ich ganz gut zurecht, bis ich zu besagtem »Teufelsberg« gelangte. Es war Samstag, also ziemlich viel los, doch als ich auf dem Weg den Hang hinunter Tempo aufnahm, bemerkte ich diesen tollen Typen, der rechts von mir ohne Hemd in dieselbe Richtung trabte. Als ich an ihm vorbeischoss, drehte ich mich um, in der Hoffnung, einen Blick auf sein Gesicht zu erhaschen. Prompt verlor ich das Gleichgewicht und landete mitten auf dem Hintern, auf dem ich bestimmt sieben, acht Meter weiterschlitterte. Als ich endlich direkt vor einem Paar Füße zum Halten kam, hörte ich jemanden fragen, ob mit mir alles in Ordnung sei. Ich sah auf und blickte genau in das Gesicht des gut aussehenden Joggers, der meinen Sturz verursacht hatte. Ich habe mich noch nie im Leben so geschämt, aber mir war auch klar, dass ich ihn niemals kennengelernt hätte, wäre ich nicht auf den Hintern gefallen. Er schrieb sich sogar meine Telefonnummer auf, rief aber nie an. Eigentlich hatte ich es von ihm erwartet. Aber er tat es nicht – und so begleitete er mich als mein Fantasiefreund durch das ganze nächste Jahr. Fantasiefreunde sind eine sehr praktische Sache, besonders an langen, einsamen Winterabenden. Ich malte mir aus, wie er mich in den Armen hält, wie wir morgens aufstehen, unsere Blades anschnallen und wie er meinen dicken, wunderschönen, von blauen Flecken übersäten Prachtarsch von allen Seiten bewundert.

Intim im Internet

Online-Dating kann einen vollkommen in den Wahnsinn treiben, aber wenn man sich nicht die Mühe machen will, Make-up aufzulegen und sich die Haare zu waschen, ist es ein toller Ort, um Männer kennenzulernen. Das Wunderbare daran ist, dass man dank des Computers Tausende und Abertausende Typen kennenlernen kann. Natürlich sind viele von ihnen miese, kleine, verlogene Mistkerle, aber trifft das nicht auch häufig auf Männer zu, denen man persönlich gegenübersitzt? Der Trick ist, sich nicht zu schnell für jemanden zu entscheiden und mindestens 50 Männer zu treffen, bevor man sich festlegt. Auf diese Weise hat man zum ersten Mal im Leben das Gefühl, die Dating-Zügel in der Hand zu halten!

Der Fang des Tages

Wenn man erst einmal die Aufmerksamkeit eines lebenden und verfügbaren Mannes auf sich gezogen hat, wird es Zeit, sich mit ihm zu verabreden. Hierfür sind Restaurants besonders gut geeignet. Auf diese Weise hat man etwas davon, selbst wenn sich herausstellt, dass man den Typen nicht leiden kann: Pasta. Das A und O dabei ist, dass der Typ auch wirklich Hunger hat. Im Rahmen einer im *British Journal of Psychology* veröffentlichten Studie konnte nachgewiesen werden, dass hungrige Männer fülligere Frauen attraktiver fanden als satte. Das ist keine Erfindung von uns. Denken Sie an die alte Weisheit: Um einen Mann gefügig zu machen, hungere ihn aus.

Einige unserer schlanken Freundinnen finden es nicht in Ordnung, wenn ein Mann einen erst zum Essen einlädt und dann versucht, bei einem zu landen. Wir B-FABs finden, das ist kein Problem. Wir haben sogar beinahe ein schlechtes Gewissen, wenn er es nicht zumindest versuchen würde. Wir würden glauben, es liegt an unserem dicken Hintern. Wir würden glauben, er sei nicht interessiert. Natürlich sind wir viel zu schlau, um auf diesen uralten Trick hereinzufallen – der, laut dem wir mit ihm ins Bett gehen müssen, nur weil er unser Essen bezahlt hat. Wir sind viel zu schlau, um uns in eine solche Zwickmühle bringen zu lassen, und allem Anschein nach auch nicht oberflächlich genug. Um auf so etwas hereinzufallen, müssten wir schon einer dieser Hungerhaken sein, die völlig besessen sind von ihrem Äußeren. Eine von denen, die auf das olle Klischee setzen, einen Mann mithilfe ihres Aussehens rumzukriegen und sich dann seine Kreditkarte unter den Nagel zu reißen, um sie beim Shoppen so richtig zum Glühen zu bringen. Wir wollen euer Plastik nicht. Wir wollen lieber etwas Süßes zum Nachtisch.

Wenn Sie dann im Restaurant bei angenehmer Beleuchtung vor einer hübschen Vorspeise sitzen, müssen Sie dafür sorgen, dass er Ihnen mindestens 30 Sekunden lang in die Augen sieht. Und dabei setzen Sie bitteschön Ihren besten Schlafzimmerblick auf. Es ist statistisch erwiesen, dass man das Interesse eines Mannes wecken kann, wenn man für mehr als 20 Sekunden Blickkontakt mit ihm hält – auch wenn manch einer dabei garantiert die Flucht ergreift. Wie auch immer – Sie haben ihn von Ihrem Hintern abgelenkt. Wenn Sie mitbekommen, dass sein Blick zu Ihrem Ausschnitt wandert, niesen Sie. Dann bekommt er einen Schreck und sagt »Gesundheit«. Er zieht ein Taschentuch heraus, während er sich fragt, ob er sich wohl angesteckt hat und jetzt ebenfalls Schnupfen bekommt. Sehen Sie? Er verschwendet keinen einzigen Gedanken an Ihren fetten Hintern.

Ist doch klar, oder?

So, Sie haben ihm also eine Kostprobe davon gegeben, wer Sie sind, aber ihm noch nicht erlaubt, zum Hauptgang zu kommen – und das sind Sie. Was denkt er über Ihren Hintern? Ist er ihm aufgefallen? Findet er ihn peinlich? Wird er Sie anrufen? Sie zu einem Drink einladen? Angst und Schrecken können ein B-FAB überfallen, wenn sie sich vorstellt, wie sie mit diesem atemberaubenden neuen Kerl nach Hause geht, wo er möglicherweise zum ersten Mal ihren nackten Hintern serviert bekommt. (Bitte halten Sie sich vor Augen, dass der Ärmste kein Wort dazu gesagt hat. Dieses Entsetzen und die Angst sind einzig und allein auf Ihrem Mist gewachsen. Er will einfach zur Sache kommen. Nur damit das klar ist.)

Janette hatte solche Angst vor diesem Moment, dass die Beziehung mit ihrem heutigen Freund Barry um ein Haar nicht zustande gekommen wäre, wenn er bei ihrer dritten Verabredung nicht zufällig zum richtigen Zeitpunkt genau die richtige Bemerkung gemacht hätte. Er flirtete mit ihr. Aus irgendeinem Grund meinte er: »Ich bin sehr empfänglich für visuelle Reize. Sehr.« Janette erstarrte, obwohl sie merkte, dass er glaubte, etwas sehr Nettes gesagt zu haben. »Und wieder einer weniger«, dachte sie trotzdem, als sie das hörte. Sie saß da, fragte sich, wie sie dieses Date zügig zu Ende bringen könnte, und erwiderte irgendetwas im Sinne von »Äh … ich … ich habe ziemlich viel abgenommen … äh … wo ist eigentlich unser Kellner … meine Güte, wie spät es schon ist!« Barry sah ihr geradewegs ins Gesicht und wiederholte: »Ich bin sehr empfänglich für visuelle Reize!« Dann fügte er die magischen Worte »Ich liebe Botero« hinzu. Nur für den Fall, dass jemand es nicht weiß – Botero ist ein Maler und Bildhauer, dessen Bilder und Skulpturen ausschließlich üppige Formen darstellen. Danach wurde ihre Verabredung sogar noch schöner!

So. Sie haben also Ihr erstes Date hinter sich gebracht. Wenn er Ihnen nach alledem nett genug erscheint und in der Chemieabteilung die Funken sprühen, gelangen Sie in absehbarer Zeit wohl an den Punkt, an dem er Ihnen näher kommt. Wie nah genau dieses »Nahekommen« sein wird, entscheiden allein Sie. (Wir gehen davon aus, dass Sie ihn durchleuchtet und herausgefunden haben, dass er seine Brötchen nicht als Profikiller für die Mafia verdient.) Dennoch steht Sicherheit hier an oberster Stelle. Und denken Sie immer daran, was B-FAB Joan Rivers sagte: »Meine beste Empfängnisverhütungsmethode ist, abends das Licht anzulassen.«

Bekenntnis
von B-FAB Lisa

1992, als ich noch jung, verliebt und vielleicht ein bisschen dämlich war, beschloss ich, mir gemeinsam mit meinem Freund ein Partner-Tattoo verpassen zu lassen. Vor 15 Jahren war ich zwar nicht unbedingt dünn, insbesondere nach heutigen Standards, hatte aber eine hübsche, kurvige Figur. Also entschied ich mich für ein Tattoo auf meiner rechten Pobacke. Ah, die Jugend! So unwissend! Antonio, mein Freund, meinte, er wolle dem Rest der Welt zeigen, wie sehr wir uns lieben, deshalb beschloss er, sich dasselbe Motiv rechts neben dem Schulterblatt tätowieren zu lassen.

Als die Jahre ins Land gingen, führten die Zeit, das Schicksal und, ach ja, Antonios Frau dazu, dass sich unsere Wege trennten. Ich legte rund fünf Kilo im Jahr zu, und zwar über geschlagene zehn Jahre hinweg, und beobachtete mit Neugier und Entsetzen, wie mein Tattoo vom hübschen Einhornkopf mit roter Rose in der wehenden Mähne zu etwas wurde, was an eine picassoartige Version der Medusa erinnerte. Inzwischen, sieben Jahre später und knapp 50 Kilo leichter, ist mein Einhornmädchen wieder da. Jippiee! Nur sieht sie leider aus, als sei sie hart rangenommen und schweißnass in den Stall gestellt worden.

Die Moral von der Geschicht': Wenn sich Ihr Freund willkürlich ein Geschöpf aus der Mythologie aussucht und behauptet, es sei das Symbol seiner Liebe zu Ihnen, sich aber weigert, sich Ihren Namen auf den Körper schreiben zu lassen, ist er verheiratet! Oh, und lassen Sie sich nie etwas auf Ihren Prachtarsch verpassen, das größer ist als eine Honigbiene!

Das Arschloch Todd

Bekenntnisse eines Gründungsmitglieds von Janette Barber

Ich frage mich, wie viele B-FABs sich schon dabei ertappt haben, dass sie mit einem Mann ausgegangen sind, nicht weil sie ihn wirklich mochten, sondern lediglich weil er Bereitschaft signalisierte. Das bringt mich zu meinem fürchterlichen Exfreund – dem Arschloch Todd. Ich habe ihn in Omaha, Nebraska, bei einem Auftritt als Stand-up-Comedian kennengelernt. Er trat im Vorprogramm auf, ich war der Hauptact. Der arme Kerl war zwar sehr attraktiv, leider aber langweilig wie ein Stock. Wieso ich überhaupt mit ihm ausgegangen bin, ist mir aus heutiger Sicht ein echtes Rätsel. Natürlich fand er sich selbst unglaublich faszinierend. Stunde um Stunde um Stunde faselte er über sich selbst, ohne Punkt und Komma und ohne Rücksicht darauf, wie viele Male er mir schon dieselbe Geschichte aufgetischt hatte.

Eine seiner Lieblingsgeschichten war die, wie er auf dem College im Rodeoklub Bullen geritten hatte. Man sollte annehmen, dass die Story halbwegs interessant sein müsste, war sie aber nicht. Selbst zu Beginn unserer Beziehung hatte ich ständig die Uhr im Blick, während er laberte und laberte, und dachte die ganze Zeit: »Eine Stunde halte ich das noch aus, länger nicht.«

Um meine Fehlentscheidung, mich auf ihn eingelassen zu haben, noch zu unterstreichen, muss ich hinzufügen, dass er geizig war. Ich erinnere mich, wie ich ihn das erste Mal im Mittleren Westen besuchte. Wir waren auf dem Weg, seine Schwester und ein paar Freunde von ihm zu treffen. Er meinte, er müsse noch zum Bankautomaten und Geld abheben, was wir auch taten. Er hob zehn Dollar ab. Zehn Dollar?, dachte ich. Was um alles in der Welt fängt man mit zehn Dollar an? Die Hälfte der Rechnung bezahlen ganz bestimmt nicht. Das Arschloch Todd bezahlte grundsätzlich nie die Hälfte der Rechnung. Wenn er mir acht Dollar plus Steuer plus Trinkgeld schuldete, schob er mir einen Fünfer zu und tat so, als hätte er damit ein großes Werk getan. Wie buchstabiert man »elender Geizkragen«? Was um alles in der Welt habe ich mir nur gedacht?

Den Großteil des ersten Jahres unserer Beziehung lebte er in Kansas City und ich in New York. Doch im Dezember beschloss das Arschloch Todd bei mir einzuziehen. Er war sehr aufgeregt wegen des Termins, da seine Ankunft für den 28. Dezember geplant war. »Dann können wir gleich Bescherung machen!«, ereiferte er sich jedes Mal am Telefon, als sei dies ein Ereignis von unermesslicher Bedeutung für ihn. Es war unser erstes gemeinsames Weihnachtsfest, deshalb war ich mir wegen der Geschenke ein wenig unsicher, aber diese Bemerkungen veranlassten mich, sofort loszulaufen und ihm etwas zu kaufen.

Am 28. Dezember kam er also, doch die Bescherung musste verschoben werden, weil er noch nicht »so weit« war. Drei Wochen später erwähnte ich, dass ich später nach Hause käme, weil ich noch in diesem Betsy-Johnson-Laden in der Columbus Avenue vorbeisehen wolle, wo gerade Ausverkauf sei. »Kann ich nicht mitkommen?«, fragte er, was mir ziemlich seltsam vorkam, weil er nie sonderliches Interesse an Frauenklamotten gezeigt hatte. Aber okay … ich sagte Ja. Im Laden kramte ich mich durch die Regale und zog eine Jacke heraus, die erheblich heruntergesetzt war. Augenblicklich stürzte das Arschloch Todd sich darauf und verkündete, er würde sie mir als Weihnachtsgeschenk kaufen. Das war also der Grund, weshalb er mich die ganze Zeit hingehalten hatte – er war nicht »so weit« gewesen, weil er mir nämlich überhaupt nichts gekauft hatte. »Wieso fahren wir nicht nach Hause, und ich verkaufe dir etwas aus meinem Schrank?«, hätte ich am liebsten zu ihm gesagt.

Das Arschloch Todd war eine erstklassige Lektion: Niemals mit einem Mann ausgehen, nur weil er es will. Wenn man eine anständige Beziehung führen will, muss man den Kerl wirklich gern haben. (Wer hätte das gedacht?) Der Punkt ist: Wir sind Big Beautiful Fat Ass Babes. Und wir verdienen Männer, die interessant, attraktiv und nett sind und deren Lebensziel darin besteht, uns glücklich zu machen.

Der Prachtarsch im Schlafzimmer

Dies ist der ultimative Eignungstest für einen potenziellen neuen Freund: Bleibt er auch noch da, nachdem er Sie splitternackt von hinten gesehen hat? Lautet sein neuer Kosename für Sie »Heiliges Kanonenrohr, Mädchen!«? Schreit er vor Entsetzen auf, wenn Sie aufstehen und ins Badezimmer gehen? Wenn ja, weg mit dem Typen. Das ist der Grund, weshalb wir die Kontrolle darüber bewahren müssen, wann und wo wir IHN enthüllen. Sehen wir den Tatsachen ins Auge: Selbst ein magerer Hintern ist nicht unbedingt der tollste Anblick aller Zeiten. Normalerweise ist er gut verpackt und vor den Blicken anderer verborgen. Ärsche, denen es zudem häufig an Knackigkeit fehlt, sind aus einem guten Grund hinten und am unteren Ende des Rückens angebracht. Bereits der kleinste Lichtschimmer, der auf eine der Hinterbacken fällt, kann ein Gegenüber förmlich blenden, und wenn man sich um eine romantische Stimmung bemüht, kann der Anblick eines dicken, runden, ausladenden Prachtarschs den amourösen Zauber ganz gewaltig dämpfen.

Große Neuigkeit: Ihr dicker Hintern ist ihm egal – oder er mag ihn sogar. *Sie* sind diejenige, die sich deswegen verrückt macht. Tun Sie, wonach auch immer Ihnen der Sinn steht, um sich besser zu fühlen. Der Mann will nur eines – ein anständiges Stück davon abhaben.

Ein paar Worte zum Thema Beleuchtung

Konnte man all die Dates in Restaurants erfolgreich über die Bühne bringen, fragt sich der Prinz bestimmt bereits, ob man sich im Schlafzimmer mit derselben Hingabe auf ihn stürzen wird wie beim Essen auf die Schweinerippchen. Wenn man also sicher ist, dass man sich bei ihm in guten Händen befindet, lädt man ihn zu sich nach Hause ein. Nun, da man sich zu ihm hingezogen fühlt und davon ausgehen kann, dass er einen nicht als Fettschwein bezeichnen wird, muss man zusehen, dass man an den ersten Kuss kommt, um herauszufinden, ob man all das nicht nur träumt. Deshalb sollte man auf keinen Fall mit zu ihm nach Hause gehen. Dort warten viel zu viele unkontrollierbare Variablen, und B-FABs halten gern die Fäden in der Hand. Tun Sie, wonach auch immer Ihnen der Sinn steht und was Ihnen das Gefühl gibt, sexy zu sein. Wir schlagen vor, als Erstes sämtliche Lichtschalter im Haus mit Dimmern zu versehen. Wenn Sie dann mit ihm nach Hause kommen, stellen Sie das Licht so ein, dass Sie einander kaum noch erkennen können. Setzen Sie sich im Dunkeln hin – ein fetter Arsch fühlt sich bei Schummerbeleuchtung gleich tausendmal besser an.

Und noch ein Vorschlag: Wenn Sie Ihren Beau zu sich nach Hause einladen, platzieren Sie die Teelichter so, dass sie den Weg zu Ihren wunderschönen großen blauen Augen und nicht zu Ihrem wunderschönen dicken Hintern weisen. Füllen Sie ihn ab, und zwar zügig. Im betrunkenen Zustand ist jeder Arsch ein schöner Arsch. Ist es erst mal dunkel und er angesäuselt, steht dem Glück kaum noch etwas im Weg. Lassen Sie überall im Haus die Kerzen brennen, bevorzugt dort, wo Gegenstände leicht Feuer fangen können, also in der Nähe der Vorhänge, des Sofas oder (das wäre das Allerbeste) Ihres Haars. Das zwingt Ihren Gast, weniger Zeit mit der Frage zu verbringen, wie einer Frau ein derart dicker Arsch wachsen kann, sondern eher mit der Überlegung, ob – und wenn ja, in welchem Zustand – er diese Nacht überleben wird. Das A und O dabei ist, ihn beschäftigt zu halten, damit er keine Zeit hat, sich zu fragen, wie um alles in der Welt man sich dermaßen gehen lassen konnte. Weitere perfekte Ablenkungsmanöver für einen Traumprinzen, den man unerklärlicherweise in sein Heim locken konnte, sind: Essen anbrennen lassen, die Couch in Brand setzen oder eine Sintflut veranstalten, indem man mit einem Putzlappen die Toilette verstopft. Allesamt perfekte Lösungsansätze.

Romantische Musik von dicken Menschen

Stellen wir uns also vor, Sie haben wie durch ein Wunder ein Date mit dem einzigen supertollen, alleinstehenden Kerl in Ihrer Stadt ergattert. Sie haben ihn mit nach Hause genommen und es geschafft, Ihren Verstand lange genug von Ihrem fetten Hintern abzulenken, um das Zusammensein mit ihm zu genießen. Vergessen Sie nicht: Sie sind die Verführerin, und alles, was passiert, passiert in Ihrem Rhythmus, wenn überhaupt. Der nächste Schritt besteht darin, Ihrem mp3-Player mit diesen süßen, dazu passenden Lautsprechern langsame romantische Songs zu entlocken. Die Bedeutung von Musik beim Versuch, eine angenehme Atmosphäre zu schaffen, steht außer Frage – im Hintergrund säuseln die Stimmen schwergewichtiger Sängerinnen und Sänger (und dämpfen zudem noch das Gebell des Beagles aus der Gasse neben Ihrem Schlafzimmer.) Während Mr Zukunftsprinz also dem leisen, kehligen Gesäusel lauscht, kommt er langsam und unbewusst in Stimmung für das, was Sie ihm möglicherweise gleich präsentieren werden – einen Hintern vom Ausmaß eines Bundesstaats. Spielen Sie Aretha Franklin, Ella Fitzgerald oder auch etwas von Elvis aus seinen späteren Jahren. Ihr Traummann wird unbewusst an diese gewichtigen Künstler denken und es einfacher finden, Sie im Vergleich zu ihnen zu akzeptieren. Andere geeignete Künstler wären dieser Ruben Studdard aus *American Idol*, Big Daddy Kane, die meisten Opernstars, Linda Ronstadt in ihren späteren Jahren oder Luther Vandross in seinen Anfangszeiten. (Kein Snoop Dogg. Der Typ ist einfach zu mager.)

Der Gottvater aller schlafzimmerlichen Aktivitäten im Dunkeln ist der große Meister persönlich, Barry White. Seine Stimme hat dieses wunderbar kehlige »Ich hab gerade ein Sandwich verputzt«-Timbre, und die Stücke sind soooo unendlich langsam. Das ist sehr wichtig. Langsame Musik gibt das Tempo vor, so wird Ihr Hübscher nicht erwarten, dass sie zu schnell vom Sofa aufspringen. Wenn Sie eine gut gepolsterte Rückseite besitzen, ist beim Aufstehen ein gehöriges Maß an Planung und Vorbereitung erforderlich. Doch mit Barry im Hintergrund verläuft der ganze Abend im Zeitlupentempo, und wir Ladys wissen, wie wichtig Zeitlupentempo für jede Form von horizontaler Betätigung ist. Schließlich hat es einen Grund, weshalb wir ein bisschen kräftiger sind. Die langsame Musik sollte ein Zeichen für Ihren Partner sein, dass er sich Zeit nimmt, um Sie zu streicheln, zu küssen, zu liebkosen, bis er kurz vor der Ohnmacht steht. Eine romantische Erfahrung mit einem Prachtarsch ist nichts für Männer mit schwacher Pumpe. Es erfordert einiges an Stehvermögen, um mit uns mitzuhalten. Vor einem romantischen Abenteuer erwarten wir, dass es noch mehr zu essen und noch mehr Alkohol gibt, außerdem schlagen wir vor, zwischen jeder Mahlzeit und sonstigen Aktivität kurze Nickerchen zur Erholung einzuschieben.

In der Partnerschaft – neue Möglichkeiten, um den dicken Hintern zu nähren

Es ist eine prima Idee, sich einen Mann ins Bett zu holen, der gern kocht und für sein wunderschönes B-FAB einkauft. Dieser ideale Mann sollte uns all die Sachen kaufen, die wir gern essen, und sie liebevoll im Kühlschrank arrangieren, damit uns die bunten Etiketten entgegenlachen, wenn wir davorstehen. (Skeptiker mögen Zweifel haben, dass solche Männer überhaupt existieren, aber das stimmt nicht. BFA-Regel: Niemals auf einen Mann einlassen, den man in Wahrheit nicht will. Auf diese Weise könnte man den Richtigen verpassen!) Es gibt kein wirkungsvolleres Aphrodisiakum als den Anblick eines nackten erwachsenen Mannes mit nichts als einem Pfannenwender in der Hand oder beim Bestücken des Kühlschranks. Es ist statistisch erwiesen, dass Frauen der Anblick eines Mannes antörnt, der kocht oder in der Küche herumhantiert.

Es macht einen Heidenspaß, dafür zu sorgen, dass der Kerl möglichst viel Zeit barfuß und in der Küche verbringt. Schnappen Sie sich seinen Terminkalender und tragen die folgenden Aufgaben ein: Montag – Lebensmittel einkaufen; Dienstag – köstliche Gerichte für die ganze Woche vorkochen und sie in praktische kleine Frischhaltedosen geben; Mittwoch – Spülmaschine ausräumen (B-FABs sind viel eher in Stimmung, wenn das Geschirr abgewaschen ist); Donnerstag – das allwöchentliche romantische Abendessen zubereiten und servieren; Freitag – Sex, währenddessen die Liebste mit in Schokolade getauchte Erdbeeren füttern. Samstag ist Lümmeltag, also sagen Sie ihm, er soll Ihre hübschen Kuschelkissen aufschütteln, damit Sie bequemer liegen. Am Sonntag dürfen Sie ihn nach allen Regeln der Kunst lieben und seine Sklavin sein. Sagen Sie ihm den ganzen Tag lang, was für ein Held er ist. Danken Sie ihm von ganzem Herzen für all seine Hilfe beim Kochen und Putzen, während er nur eine niedliche kleine Küchenschürze oder Cowboystiefel trägt – beides ein überaus leckerer Anblick. Sonntags sollte er sich auch das eine oder andere Spiel ansehen dürfen. Oder einen Kampf oder so was. Wenn Sie ihn wirklich lieben, können Sie so tun, als wären Sie ebenfalls begeistert bei der Sache. Das, unsere lieben B-FAB-Freundinnen, ist das Geheimnis einer glücklichen Partnerschaft.

Ein supertoller Badezimmertrick

Beim ersten Rendezvous können Sie sich beim besten Willen nicht vorstellen, jemals Nein zu seinen Annäherungsversuchen zu sagen. Aber wenn Sie erst mal mit ihm in der Kiste gelandet sind, könnte sich die Situation ein wenig anders darstellen. Also, was tun Sie, wenn er in Stimmung für eine heiße Liebesnacht ist, Sie aber nicht? Sie können ins Badezimmer flüchten und stundenlang drin bleiben. Lassen Sie sich alle möglichen Behandlungen und Pflegerituale einfallen, die Sie für mindestens anderthalb Stunden beschäftigen. Wir empfehlen: Gesichtsreinigung, eingehendes Untersuchen der Haut auf Unreinheiten, Haarewaschen, Baden, Haarebürsten, Reinigung der Zähne mit Zahnseide, Mundddusche, Nasendusche, Härchen auszupfen, Hornhaut an den Füßen abrubbeln und einfach länger auf der Toilette sitzen, um nur einige zu nennen. Wenn Sie wieder rauskommen, ist er längst eingeschlafen. Dann können Sie sich ungeniert den Spätfilm ansehen und dabei einen fettarmen Muffin oder ein paar Kekse knabbern.

Heiratsgelübde für BFABs

Wenn Sie beschließen zu heiraten, suchen Sie sich dafür einen Kerl, der auch dann noch bei Ihnen bleibt, wenn Ihr Prachtarsch auseinandergeht. Das ist durchaus möglich. Sehen Sie zu, dass er sich vor all Ihren (und seinen!) Freunden und Ihrer Familie laut und deutlich zu Ihrem Hintern bekennt. Am besten macht er es zum Teil seines Heiratsgelübdes. Sorgen Sie dafür, dass er Ihnen in die Augen sieht und sagt: »Ich werde dich lieben, mit dir durch dick und dünn gehen – meistens dick –, in mageren und fetten Zeiten, bis dass der Tod unsere Ärsche scheidet.« Wenn er bereit ist, das zu sagen (und wenn er es schafft, der Brautjungfer nicht ununterbrochen in den Ausschnitt zu starren!), ist er der Richtige! Jetzt können Sie sich auf die Hochzeitstorte stürzen!

Aber vergessen Sie nicht: Er heiratet Sie, nicht Ihren Arsch. Es besteht keinerlei Notwendigkeit, auf dünnere Frauen eifersüchtig zu sein. Wenn er so eine gewollt hätte, dann wäre er wohl kaum Ihnen verfallen. Es ist alles in Ordnung. Sie sind schön, liebevoll und wunderbar. Sie verdienen eine tolle Beziehung. Keiner Ihrer Hochzeitsgäste verschwendet einen Gedanken an Ihren Hintern, nur Sie; also verzeihen Sie sich selber, und amüsieren Sie sich. Los!

Bekenntnis

von B-FAB Rosemary

Von der ersten Verabredung bis zur Hochzeit hatten mein Ex und ich ziemlich selten Sex. Und wenn wir welchen hatten, war er lausig. Es machte keinen Spaß, aber ich hatte die Hoffnung, dass es mit ein bisschen Übung irgendwann besser klappen würde. Damals war ich Anfang 20, deshalb dachte ich, was soll's, ich habe sowieso keine Ahnung, also überlasse ich einfach ihm die Führung. Es gab Zeiten – okay, in Wahrheit nur ein einziges Mal –, da war es ganz gut und machte Spaß. Irgendwann hatte ich dann eine Affäre. Sie dauerte nur kurz, bestärkte mich aber in meiner Überzeugung, dass mit mir und meiner Sexualität alles in Ordnung war. Das war sehr wichtig für mich.

Ich hatte noch nie ein gutes Verhältnis zu meinem eigenen Körper, und mein Mann tat absolut nichts, um mein Selbstwertgefühl zu heben. Ganz im Gegenteil. Mit etwas mehr Selbstsicherheit hätte ich mich wohl nicht all die Jahre mit diesem Leben abgefunden. Nachdem ich sechs Jahre verheiratet war, kam die sogenannte est-Bewegung auf. (est steht für Erhard Seminars Training, ist auf Persönlichkeitsentwicklung spezialisiert und war besonders Ende der Siebziger- und zu Beginn der Achtzigerjahre populär.) Wir wussten beide, dass wir Hilfe brauchen, also meldeten wir uns an. Wir gingen gemeinsam hin, und es gelang mir, während dieser Zeit einen besseren Zugang zu mir selbst zu bekommen. Nach diesem Seminar hatte sich meine Einstellung grundsätzlich verändert. Ich hatte etwa fünf Kilo zugelegt, weil ich meinen Frust und meine unterdrückten Gefühle mit Essen kompensiert hatte.

Ich beschloss, ein bisschen abzunehmen, um so zu werden, wie mein Mann mich haben wollte, und so auszusehen, wie es ihm gefallen würde. Aber immer, wenn ich Sex mit ihm haben wollte, kam die gleiche Ansage: »Du bist mir ein bisschen zu dick, Schatz. Das macht mich nicht an.« Zu dieser Zeit wog ich 55 Kilo bei einer Größe von 1,60 Metern, was eigentlich dünn genug sein sollte. Aber nach dieser Bemerkung aß ich vier Wochen lang nichts als Salat. Und mit einem Mal war ich bei 48 Kilo. Meine Freundinnen fanden, ich wirke abgemagert. Eines Samstags ging ich zu ihm und meinte: »Sieh mal, jetzt bin ich dünn. Jetzt können wir Sex haben.« Er sah auf die Uhr. »Ich muss jetzt in den Eisenwarenladen, aber vielleicht später.« Das war der Moment, in dem ich wusste, dass es vorbei ist.

Ein paar Wochen später fragte er mich mit bierernster Miene: »Wäre es für dich Fremdgehen, wenn ich mit einem Mann schlafen wollte? Wäre das nicht völlig anders, als wenn ich Sex mit einer Frau hätte? Es wäre so eine Art… Experiment.« Ich antwortete: »Nein.« Wir trennten uns. Kurz danach lernte er eine Frau kennen und verlangte meinen Verlobungsring von mir zurück (er war ein Familienerbstück). Er schenkte ihn ihr, heiratete und schwängerte sie im Eiltempo. Ich wusste, dass er mir und auch sich selbst damit beweisen wollte, dass er nicht schwul war. Ich machte eine Therapie und ging zu Overeaters Anonymus, wo sie mich anfangs auslachten, weil ich viel zu dünn dafür war. Ich machte mich daran, mir ein neues Leben aufzubauen. Ich hatte Essen benutzt, um mich dahinter zu verstecken, vor den Veränderungen zu drücken, die ich schon längst hätte vornehmen sollen, um mein Leben zu verbessern. Daraus entwickelten sich neue Lösungsansätze für Mitglieder, die nicht übergewichtig waren, sondern Essen als Mittel benutzten, um sich selbst wehzutun.

Der D-Liga-Freund

Bekenntnisse eines Gründungsmitglieds von Laura Banks

Warum ich so wenig Glück in der Liebe habe? Meine jüngste Theorie geht dahin, dass ich nie den perfekten Mann gefunden habe, weil ich eben nie die perfekte Figur hatte. Ich habe mir nie die Mühe gemacht, mich gesund zu ernähren oder ins Fitnessstudio zu gehen, deshalb habe ich auch immer nur zweitklassige Freunde abbekommen. Und ich war ebenfalls »zweite Wahl«, weil sie das Mädchen mit dem flachen Bauch nicht kriegen konnten. Keine Ahnung, ob das wahr ist oder nicht, aber würde der Wahrheitsgehalt nach Gefühlen bemessen werden, würde diese Aussage vor jeder Geschworenen-Jury standhalten. In einigen meiner früheren Beziehungen, wenn auch nicht in allen, fühlte ich mich wie eine Ersatzlösung. Ich war das D-Liga-Mädchen, das mit einem D-Liga-Jungen ausgeht. (Einen Typen aus der A-Liga hatte ich stets als jemanden aus einem anderen Universum betrachtet.)

Was ist ein A-Liga-Freund? Die meiste Zeit meines Lebens habe ich fieberhaft nach einem Superhelden mit allem Drum und Dran gesucht – er musste witzig sein, erfolgreich und, natürlich, attraktiv. Und zwar wie ein Filmstar. Wenn ein Kerl zu dichte Brustbehaarung oder zu kleine Kronjuwelen hatte, schied er aus. (Kleine Kronjuwelen sind das männliche Pendant zum fetten Arsch, mit dem Unterschied, dass Männer diesen Makel wenigstens in ihrer Hose verstecken können.) Ist es nicht ziemlich scheinheilig, einen Mann nach seinem Äußeren oder seinen primären Geschlechtsmerkmalen zu beurteilen und dann Probleme damit zu haben, wenn er mit mir dasselbe tut? (Das Leben ist eine komplizierte Sache, nicht wahr? Ich wünschte, ich wäre nicht so oberflächlich. Aber ich meine es ernst, wenn ich sage, dass meine Mutter an allem schuld ist.)

Wo wir gerade von meiner Mutter reden: Sie hat meine Liebe für diese alten Schwarz-Weiß-Streifen mit den wunderbaren großen Stars geweckt – Clark Gable, Cary Grant und Leslie Howard, ihr absoluter Favorit. Sie wollte immer Filmstar werden, deshalb habe ich mich für den Beruf der Schauspielerin entschieden. Es ist ihre Schuld, dass ich bei Männern so besessen bin vom Aussehen. Ich hatte sogar Rollen in einigen Filmen. (Siehe auch Lauras Bekenntnis »Für ein paar Kilo mehr«, Seite 190.) Ich hatte drei überaus attraktive Filmpartner – und mit allen Dreien kam ich in den Genuss eines Filmkusses. (Glauben Sie bloß den Schauspielerinnen kein Wort, die behaupten, Filmküsse würden einen nicht anheizen.) Ich habe sogar einen Dokumentarfilm produziert, *The Manhattan Dating Project*, in dem es um die Suche nach der wahren Liebe geht und den Zusammenhang dieser Suche mit dem Balzverhalten in der Tierwelt. Wie gehen die Wildtiere bei der Entscheidungsfindung vor? Anhand des Geruchs. Genauso wie wir Menschen. Das macht Partnersuche per Internet ja so schwierig. Vielleicht wird eines Tages noch der »Erst reiben, dann riechen«-Bildschirm erfunden.

Eine ganz miese Geschichte aus meinem Erfahrungsschatz in puncto Beziehungen möchte ich Ihnen nicht vorenthalten. Diese Achterbahn-Beziehung symbolisiert meine Sehnsucht nach Perfektion bei einem Mann, ebenso wie dessen Sehnsucht nach Perfektion bei mir, ehe am Ende das Kartenhaus in sich zusammenfällt. Als ich Rich kennenlernte, war ich bereit, mich zu verlieben – und projizierte diese verzweifelte Sehnsucht nach Bindung augenblicklich auf ihn. Seit Monaten hatte ich kein anständiges Rendezvous mehr gehabt, also war ich bereit, mich von einem Kerl, der in Jeans unglaublich lässig aussah, umhauen zu lassen wie ein Bowlingkegel. Zu dieser Zeit hatte ich mich auf die Online-Partnersuche verlegt, die sich zu einer regelrechten Quarantäne ausgewachsen hatte, einem selbst auferlegten Eremitendasein. Ich verbrachte Stunden vor dem Computer mit dem Studium von Profilen von Männern, die nicht real existierten. Fantasiepartner. Ebenso wenig konnte ich meine eigenen Daten preisgeben, weil mich sonst nie im Leben einer um eine Verabredung gebeten hätte. Ich konnte weder mein wahres Alter noch meine Kleidergröße verraten. Ich wollte gern zur Kategorie »Athletisch« zählen, gehörte aber eher zur »Ein paar Pfund mehr«-Riege. Ich wusste, dass es reine Zeitverschwendung war. Die Männer auf Match.com schienen grundsätzlich auf der Suche nach Frauen zu sein, die halb so alt waren wie ich. (Es scheint einen gewaltigen Bedarf an dünnen, fügsamen 22-Jährigen mit asiatischen Wurzeln zu geben.) Eine Freundin meinte, ich solle JDate.com ausprobieren, aber ich gehöre einer Episkopalkirche an und wusste, dass die meisten anständigen jüdischen Jungs keine Schickse heiraten würden. Schließlich kam ich zur Vernunft und begriff, dass Online-Dating nichts mit der Realität zu tun hat, sondern nur eine Ausweitung meines »Fantasiefreund«-Ticks war. Mir ging auf, dass ich meine Suche dort ansiedeln musste, wo sich echte, lebende Menschen aufhielten, wenn ich einen echten, lebenden Mann kennenlernen wollte.

Also informierte ich mich, welche Veranstaltungen in nächster Zeit auf dem Programm standen. In Greenwich, Connecticut, fand ein Filmfestival statt. Die Hauptveranstaltung sollte in einem Autosalon von Mercedes Benz und Rolls-Royce stattfinden. Das schien mir der perfekte Ort zu sein, um einen Mann kennenzulernen, der ein Faible für

Filme und Kunst hatte *und* mir einen Ferrari kaufen könnte. Es herrschte so reger Andrang, dass ich guter Hoffnung war, jede Menge Auswahl an Männern zu haben. Nach dem Film wurden wir alle in diesen eindrucksvollen Ausstellungsraum verfrachtet, in dem es vor riesigen, auf Hochglanz polierten Luxuskarossen und riesigen, auf Hochglanz polierten Männern nur so wimmelte.

Ich stellte mich sofort in der Schlange vorm Büfett an. Oh Gott, das Essen war ein absoluter Traum. Wie so oft gab ich mir mit irgendeinem schicken Gebräu die Kante und stand mit Glas und einem Dutzend Cocktailservietten in der Hand herum, als ein Mann sich gemeinsam mit seinem Freund zu mir gesellte und sich vorstellte. Der Kerl war groß, mindestens 1,80 Meter, breitschultrig, mit großen Händen, großen blauen Augen, und er trug eine braune Wildlederjacke. Er sagte Hallo und lächelte mich an, wobei er die weißesten Zähne entblößte, die ich je gesehen habe. Er ließ sich meine Telefonnummer geben. Ich spürte, dass er ebenso verzweifelt auf der Suche nach Kontakt war wie ich und dass das Telefon bestimmt bald läuten würde. Ich hatte schon oft gedacht, ein Mann ruft mich an, was er dann aber doch nicht tat, dieser hier jedoch meldete sich tatsächlich gleich am nächsten Tag. Er umgarnte mich monatelang. Am Ende eroberte er mein Herz mit aufrichtigen Worten der Zuneigung, Liebe, Zärtlichkeit und sehr, sehr netten Verabredungen in schicken Restaurants.

Die ersten zweieinhalb Monate lief es wunderbar. Fünf-Sterne-Restaurants in Greenwich waren ein dickes Plus bei der Sache. Eines davon war sogar so chic, dass ich Diana Ross am Nebentisch entdeckte! Wir gingen sehr, sehr oft in Gourmetrestaurants. Aber dann fing es an, ganz allmählich … die ersten subtilen Bemerkungen über mein Gewicht. Er erschien zu einer Verabredung und sagte: »Hey, hast du ein bisschen zugelegt?« Rückblickend betrachtet hatte ich das tatsächlich. Ich meine, der Kerl führte mich ununterbrochen in tolle Restaurants aus und gewährte mir damit ungehinderten Zugang zu den köstlichsten Entenparfaits, Steaks und Desserts. »Du bist doch derjenige, der mich jeden Abend irgendwo anders zum Essen hinschleppt. Wenn du mich dünner haben willst, lade mich ins Tanzcafé ein!«, hätte ich zu ihm sagen sollen.

Ich nahm tatsächlich zu. Er hatte recht. Nach drei Monaten sah ich aus wie ein schlachtreifes Schwein. Dann kam er mit einem unwiderstehlichen Angebot an. Er wollte mit mir in die Karibik fliegen – nach St. Thomas und St. John, wo wir im Ritz Carlton absteigen würden! Bei den Tropentemperaturen fühlte ich mich endgültig wie eine Muttersau am Spieß. Ich gebe zu, die Landschaft war reizvoll, aber es gab ein Problem: Rich hatte sich mittlerweile nicht nur in einen verächtlichen Mistkerl verwandelt, der sich bei meinem Anblick im zu engen Badeanzug zu allerlei Gemeinheiten bemüßigt fühlte, sondern war zu allem Übel auch noch ständig blau.

Wir flogen nach Hause zurück. Mittlerweile war es Februar, und dank der ständigen Restaurantbesuche hatte sich meine ohnehin nicht sonderlich berauschende Figur zum reinsten Oh-Gott-ich-platze-aus-allen-Nähten-Albtraum entwickelt. Der Valentinstag kam, und wir taten, was alle Paare an diesem Tag tun und was Rich und ich seit unserer ersten Begegnung jeden Abend praktizierten. Wir gingen essen. Nach dem Essen überreichte er mir sein Geschenk, ein Paar Brillantohrringe. Noch nie bin ich auf so romantische Weise mit so einem Geschenk verwöhnt worden. Trotzdem spürte ich so ein Brennen in der Magengegend, und es war kein Sodbrennen. Als ich förmlich den Teller anhob, um die letzten Tropfen dieser köstlichen Soße aufzuschlabbern, verwandelte er sich in sein reizbares Selbst, das üblicherweise nach dem fünften Glas Wein zum Vorschein kam.

Er steigerte sich so hinein, dass er mit mir Schluss machte, kaum dass wir meine Wohnung betreten hatten, und davonstürmte. »Ich gehe nach Hause.« Ich hatte noch nie einen Fuß in sein Apartment gesetzt. (Rückblickend betrachtet war das ein Zeichen.) Jedenfalls rief er mich am nächsten Tag an. Zum Glück sah ich seine blauen Augen und die strahlend weißen Zähne nicht vor mir, was es einfacher machte, mir anzuhören, was er sagte. »Laura, ich liebe dich nicht. Ich habe meine letzte Beziehung nie ganz überwunden. Du hast sie gesehen. Sie saß bei Frankie und Johnnie's Steakhouse an der Bar. Na ja, ich kehre zu ihr zurück und versuche es noch einmal mit ihr.« (Ich konnte mich tatsächlich an sie erinnern. Sie hatte wesentlich dünner ausgesehen als ich.) Aber es kam noch schlimmer. Er glaubte, er hätte aufgelegt, aber die Verbindung bestand noch, sodass ich seine Stimme hören konnte. »Ja, ich habe mit Laura Schluss gemacht. Das führte doch zu nichts. Ich wollte es schon längst tun. Ja ... ich habe ihr die Ohrringe geschenkt, aber die Kette mit dem Einkaräter dran habe ich behalten. Die schenke ich meiner Tochter.« Ich wusste nicht, weswegen ich trauriger sein sollte. Wegen ihm oder wegen der Halskette. Ich glaube, wegen der Halskette. Wenn man durch Weinen abnehmen könnte, hätte ich an diesem Abend bestimmt etliche Pfunde um die Oberschenkel herum verloren.

Die Lektion daraus: Ein schlaues B-FAB freut sich, wenn es einem Mann begegnet, der es gern mit Essen verwöhnt. Aber ein B-FAB sagt ihm gleich von Anfang an: »Wenn ich ständig diese leckeren Sachen esse, kann es sein, dass ich ein, zwei Kilo zunehme.« Wenn er mit keiner Wimper zuckt, können wir loslegen.

Wenn Sie keine Ahnung haben, wovon ich überhaupt rede, bedeutet das, dass Sie ein völlig normales B-FAB und die Tochter einer höchstwahrscheinlich sehr netten, liebevollen

Mutter sind. Sie hatten gute Vorbilder, die Ihnen alles ausführlich erklärt haben. Ich wünschte, ich hätte Ihre Mutter als Mutter gehabt. Ich wünschte, ich könnte endlich damit aufhören, meiner Mutter die Schuld an allem zu geben. Ich wünschte, ich könnte endlich aufhören zu schreiben. Es ist schon Mitternacht. Ich gehe jetzt ins Bett.

Teil IV

Klamotten, Freundschaften, Shoppen und andere Vergnügungen

Mode – eine für alle

Janette liebt Klamotten, weil sie sich mit ihrer Hilfe nicht nur ausdrücken, sondern sich zugleich auch hinter ihnen verstecken kann. Sie besitzt ein fotografisches Gedächtnis und kann einem problemlos sagen, welches Outfit sie bei welchem wichtigen Ereignis in ihrem Leben getragen hat. Beispielsweise als sie das erste Mal als Comedy-Hauptact in einem Klub namens CopaBanana in Orlando, Florida, auftrat. Sie trug einen ziemlich weiten grau-weiß gestreiften Rock von Banana Republic und dazu einen orangefarbenen Pulli, den sie mit gewaltigen Schulterpolstern bestückt hatte. Ihr Denkansatz damals: Wenn man sich nicht daran stört, wie ein Rugbyspieler auszusehen, ist dies die ideale Methode, die Hüften schmaler wirken zu lassen. Damals kam ihr nicht in den Sinn, dass sie Kleidergröße 44 tragen und tatsächlich gut aussehen könnte. Heute wissen wir, dass man mit jeder Kleidergröße schick sein kann, aber in jüngeren Jahren hielt Janette eisern an der Mode-Devise fest, die man in jeder Zeitschrift vorgebetet bekommt – »Problemzonen kaschieren«. Frei nach dem Motto: Mit einem leuchtend violetten Schal um den Hals und riesigen Kreolen an den Ohren fällt keinem auf, dass Sie einen fetten Arsch haben. Unser eigentliches Problem bei diesem Ratschlag ist, dass ein fetter Arsch demnach *niemals* attraktiv sein kann, weder für uns selbst noch für andere. Dabei ist das genaue Gegenteil der Fall. Janette kannte mal eine Kellnerin mit einem beachtlichen BFA, der sie jedoch nicht im Mindesten störte. Sie trug diese tollen Röcke, die um die Hüften eng anliegen und nach unten hin weiter werden. Mit einem Wort:

ein echt heißes B-FAB. Sie versuchte nicht einmal, ihren Hintern zu verstecken, sondern betonte ihn sogar noch. Dank der magischen Fähigkeiten von Mode kann man mit jeder Kleidergröße fantastisch aussehen. Die erste Frage beim Anblick des Spiegelbilds in der Umkleidekabine sollte also nicht lauten: »Sehe ich darin dünner aus?«, sondern »Macht das Teil einen latinomäßigen Hintern – auf diese tolle Art, wie bei Jennifer Lopez?«

Die B-FAB-Kunst der Ablenkung

Wieso einen Pulli aus Alpakawolle tragen, wenn das Tier als Ganzes doch wesentlich besseres Deckungspotenzial bietet? Besorgen Sie sich ein eigenes Alpaka, und trainieren Sie es darauf, stets zwischen Ihnen und allen anderen zu stehen, die einen Blick auf Ihren Hintern werfen könnten. Manchmal ist es sogar praktischer, sich gleich eine ganze Herde zuzulegen. Auf diese Weise wird nicht nur der BFA von niemandem bemerkt, man gibt auch noch ein erstklassiges Motiv für Touristen ab und landet auf zahllosen Fotos. Der größte, alles entscheidende Vorteil ist, dass Alpakas zum Spucken neigen, wenn ihnen jemand zu nahe kommt. Das liefert erstklassige Actionfotos.

Was Sie sehen, ist das, was Sie kriegen

Kleider wurden erfunden, damit Menschen sich nicht mehr ganz so sehr wegen ihres Körpers schämen. Und so fing alles an. Der Neandertaler verlor seine Körperbehaarung immer mehr … und bekam eine Glatze. Darüber war seine Frau so entsetzt, dass sie ihm ein Ziegenfell überwarf – die Geburtsstunde des Kleidungsstücks. (Schon bald kamen die B-FABs unter den Höhlendamen darauf, dass ihre Hinterteile ebenfalls nackt waren, nur mussten sie leider doppelt so viel für das Fell hinblättern.) Schnellvorlauf ins Hier und Jetzt: Das richtige Outfit muss nicht nur dafür sorgen, dass man gut aussieht, sondern auch dafür, dass man sich gut fühlt. Ein B-FAB unterwirft sich grundsätzlich keinem Modediktat. B-FABs tun niemals, was Designer ihnen sagen. Wir verstecken unseren Körper, wenn uns der Sinn danach steht, und entscheiden uns für den Stil, den wir schön finden und in dem wir uns wohlfühlen.

Mode ist nur ein Werkzeug, das einer Frau zu einem Höchstmaß an Wohlgefühl und gutem Aussehen verhelfen kann. Selbst an einem Tag, an dem man es aus eigener Kraft nicht schafft, sich hübsch zu fühlen, kann das richtige Outfit das Ruder herumreißen. Es ist schwer, sich in einem Rock von Luna Luz hässlich zu fühlen (das sind diese tollen Röcke mit dem Elastikbund und den Zugbändern unten, die den Stoff so hübsch asymmetrisch und bauschig fallen lassen). Ein Paar Caprileggins dazu, damit es an den Schenkeln nicht scheuert, und schon fühlt man sich einfach hinreißend (was man auch ist). Ein schlichtes weißes Männershirt mit V-Ausschnitt dazu (die Ärmel notfalls aufschlagen), und wenn es kühl ist, ein langer Schal um den Hals, und schon kann man überall hingehen, sieht gut aus und fühlt sich besser als die meisten. Und genau darum geht es doch bei der Mode.

Sie wissen selbst, wie es in diesen Ratgebern und Selbstfindungsseminaren immer heißt: »Tun Sie einfach so als ob.« Das bedeutet, wenn Sie nicht sonderlich selbstsicher sind, aber so tun, als wären Sie es, stellt sich das Gefühl auch irgendwann ein. Tja … es funktioniert tatsächlich. Kleider sind ein wunderbarer Anfang für diese »So tun als ob«-Strategie, weil man sich mit ihrer Hilfe fühlen kann, wie immer man sich fühlen will, was sich unweigerlich auf das eigene Verhalten auswirkt. Aber wenn Sie sich für einen Job in der Vorstandsetage vorstellen, ziehen Sie um Himmels willen ein elegantes und gleichzeitig konservatives Kostüm an. (An diesem Tag muss die Raubkatze in Ihnen eben im Käfig bleiben.) *Kleidung* ist nichts anderes als *Verkleidung*. Kleiden Sie sich wie ein Mitglied der Vorstandsetage, auch wenn Sie nicht das entsprechende Bankkonto besitzen. Sie werden sich wie ein VIP (Verdammt Imposante Person) fühlen und mit mehr Selbstvertrauen in dieses Vorstellungsgespräch gehen – und damit wird es umso wahrscheinlicher, dass Sie den Job auch bekommen! Tauchen Sie hingegen als Cowgirl-Verschnitt auf, bekommen Sie auch dann, was Sie verdienen. Wenn Sie den Job nicht kriegen, ist eindeutig das Lasso über Ihrer Schulter schuld, nicht Ihr dicker Hintern.

Bunt und bequem

Nur weil Klamotten Sie dünn aussehen lassen, bedeutet das noch lange nicht, dass Sie sich darin auch wohlfühlen. Wenn das Teil beispielsweise nur gut passt, wenn Sie die ganze Zeit die Luft anhalten, ist das keine gute Entscheidung für ein B-FAB. Blau angelaufen und atemlos wirken B-FABs nämlich nicht sonderlich attraktiv. Bequeme Sachen hingegen helfen, die eigentlichen Maße zu vergessen, und lassen zudem reichlich Platz für leckeren Kuchen. Das soll nicht heißen, dass Sie unter allen Umständen losziehen und noch eines dieser schwarzen Hauszelte kaufen sollen, nur weil Ihnen jemand eingeredet hat, Schwarz sei die einzige Farbe, die Sie tragen könnten. Das ist Schwachsinn. Gelb, Blau, Rot und Grün lassen Sie viel weniger deprimiert aussehen. Manchmal ist es für B-FABs nicht einfach, ein bequemes und passendes Ensemble zu finden. Das ist nun mal eine Tatsache. Aber geben Sie nicht auf. Viele Klamottenläden sind besser als ihr Ruf (auch wenn es den Anschein hat, als würden sie die Sachen immer kleiner schneidern). Als Beweis dafür, dass B-FABs auch in konventionellen Geschäften einkaufen können, sollten Sie wissen, dass Janette kürzlich in einem ganz normalen großen Kaufhaus zu ihrer Überraschung auf ein paar perfekte, B-FAB-taugliche Outfits von Isaac Mizrahi stieß. Sie kaufte sich ein wunderschönes Kleid, dessen Schnitt ihre Taille perfekt betont und so geschickt platzierte Abnäher und Falten hat, dass ihr Schwimmring, der sich beim Hinsetzen jedes Mal aufpustet, vollkommen kaschiert wird. Sie sehen: Es gibt tolle Klamotten, man muss nur ein bisschen danach suchen. Janettes Kleid kostete übrigens 35 Dollar (und zwar nicht im Ausverkauf!) und gibt ihr das Gefühl, viel jünger und schlanker auszusehen. Es ist nur ein Kleid, aber sie kann es über den Kopf ziehen und sich den ganzen Tag besser fühlen. Und das für 35 Mäuse! Na, bitte. Kleider sind wichtig! Also schnappen Sie sich Ihre B-FAB-Freundinnen und auf geht's zum fröhlichen Kleider-Jagen. Sie brauchen dafür weder eine Schusswaffe noch eine offizielle Erlaubnis … nur Geduld, Durchhaltevermögen und ein Quäntchen Glück. Eine Shoppingtour mit einem Mitglied Ihres B-FAB-Ortsvereins kann ein unglaublich motivierendes Erlebnis sein.

Aber eine Warnung ist dennoch angebracht: Viele von uns haben ziemlich dünne Freundinnen. Es ist nicht ihre Schuld, und wir sollten ihnen ihre Defizite nicht zum Vorwurf machen, aber wir gehen definitiv nicht mit ihnen zum Einkaufen. Es ist höchst unwahrscheinlich, dass Sie sich toll fühlen, wenn Sie mit jemandem, der Größe 34 trägt, die Umkleidekabine teilen. Seien Sie miteinander befreundet, aber gehen Sie entweder allein oder mit einem anderen B-FAB shoppen.

Freunde und Kollegen teilen Janette mit Vorliebe und kontinuierlich ihre Meinung über ihr Erscheinungsbild mit. »Du solltest engere Sachen tragen«, heißt es dann. »Sooo fett bist du doch gar nicht.« »Das Schlüsselwort dabei ist *soooo*«, erwidert sie immer darauf. Aber sie ignorieren es und bedrängen sie weiter, lassen sich nicht beirren. (Was für ein Problem haben diese Leute eigentlich? Wollen sie sich nicht zusammen mit jemandem sehen lassen, der ein bisschen mehr auf die Waage bringt?) Außerdem versuchen sie ständig, Janette zu bewegen, Kleidergröße 40 anzuprobieren. Bei einer Größe von 1,57 Metern trägt Janette an guten Tagen Größe 44 – sie entscheidet sich schon für das Richtige.

Sie trägt weite, fließende Sachen aus Naturfasern und bevorzugt schwere Stoffe, die ihre Kehrseite kaschieren. Diese Stoffe fallen von den Schultern abwärts, und sie läuft nicht Gefahr, dass sie sich in der Taille schoppen und irgendwelche Würste bilden. (So verführerisch Würste sein mögen, an dieser Stelle haben wir keine Verwendung dafür). Allerdings sollten Sie, liebe Leserinnen, daraus bitte nicht schließen, dass alle B-FABs in weiten Sachen am allerbesten aussehen. Der springende Punkt ist, dass Sie Sachen finden müssen, die Ihre eigene Figur perfekt zur Geltung bringen und Ihnen das Gefühl geben, bequem angezogen und selbstbewusst zu sein, ob nun in figurbetonten Kleidern oder im mädchenhaften Rüschenlook. Nehmen Sie sich Zeit bei der Auswahl der richtigen Klamotten. Es ist okay, wenn viel Zeit und viel Stoff dabei draufgehen. Sie werden sehen, am Ende ist es das Ganze wert. (Mit dem Ende meinen wir nicht den Tod, sondern Ihren Hintern.)

Ich sehe es erst, wenn ich es glaube

Janette hatte schon immer eine Schwäche für Klamotten und sehnte sich nach einem Kleiderschrank vom Ausmaß einer Kleinstadt. Bis zum heutigen Tag gibt es nichts Schöneres für sie, als Shoppen zu gehen. Als sie eine junge Frau war, gab es in den Pummel-Abteilungen der Kaufhäuser nichts, was so glamourös war wie die Outfits, von denen sie träumte, also brachte sie Stunden damit zu, sich auszumalen, sie sei dünn und könne unglaubliche Kreationen tragen. In diesen Tagträumereien kam – logisch! – stets ein geheimnisvoller gut aussehender Mann vor, der es schaffte, sie vom Hocker zu hauen, aber die Zeit, die sie mit Gedanken an ihn verschwendete, war eher begrenzt. Er war immer das Ende der Geschichte. Meistens dachte sie darüber nach, was sie tragen würde, wenn sie »ihm« begegnete. Manchmal geriet sie mitten in einem ihrer Tagträume ins Stocken, weil sie sich nicht entscheiden konnte, was sie anziehen sollte – das selleriegrüne Abendkleid mit hoher Empiretaille, einem geblümten Oberteil und einem weich fließenden Rock, oder wäre das Weiße im Stil der Zwanzigerjahre besser, wie das von Liza Minelli in *Cabaret*, in dieser einen Szene, wo Sally Bowles Maximilian kennenlernt? Jedes Buch, das sie las, jeder Film, den sie sich ansah, lieferte ihr neue Inspiration für die Kleider, die sie eines Tages tragen könnte – wenn sie nur … ja, wenn sie nur dünn wäre.

Rückblickend betrachtet vergeudete sie viel, viel Zeit mit Träumen von Kleidern, die sie besser dafür genutzt hätte, sie sich zu kaufen. Die Botschaft, die sie anderen B-FABs damit auf den Weg geben will, ist folgende: Nicht warten. Man verschwendet kostbare Lebenszeit, wenn man immer nur wartet und sich vornimmt, bestimmte Dinge zu tun, wenn man erst einmal dünn ist. Tun Sie diese Dinge jetzt! Erlauben Sie sich, genau so auszusehen und sich so zu fühlen, wie Sie es in diesem Moment tun, Gewicht hin oder her. Hören Sie auf, sich zu wünschen, wie Nicole Kidman auszusehen, steigen Sie verdammt noch mal ins Auto und fahren Sie einkaufen (irgendwo ist immer gerade Schlussverkauf!).

Jahre vergingen. Janette wurde Stand-up-Comedian und verlor sehr viel Gewicht (siehe auch Janettes Bekenntnis »Mein Leben – eine Diät«, Seite 209). An ihrem 36. Geburtstag fand sie sich in San Francisco wieder, sie war dünn und hatte etwas Freizeit zwischen zwei Engagements. Sie hatte gerade ihren ersten landesweiten Waschmittel-Werbespot abgedreht und die erste Kreditkarte ihres Lebens in Händen. Kleidergröße S bedeutet nur eines – Shoppen bis zum Abwinken. Eine herrliche braun-schwarz karierte Palazzohose und eine Kaschmirjacke mit weißen und schwarzen Streifen, eine Hose mit Blumendruck und Hosenträgern (Kleidergröße 36) und ein schwarzer Pulli von Betsey Johnson. Am Ende dieser Woche saß Janette in ihrem Hotelzimmer, inmitten all der Sachen, die sie gekauft hatte, und musste sich für ein Outfit für eine Verabredung mit einem Mann entscheiden, den sie gerade erst kennengelernt hatte. Der Kerl war ein ehemaliger US-Marine und Top-Gun-Pilot. (Er hatte sogar einige der Jets geflogen in diesem *Top Gun*-Film.) Aber das viel Aufregendere war, dass sie sich für ein Date mit einem tollen, glamourösen Mann zurechtmachen und all die Sachen durchprobieren konnte, die sie in einer Woche gekauft hatte, die im Zeichen von »Ich hab soeben einen Werbespot abgedreht, und es ist mir völlig schnuppe, ob gerade Ausverkauf ist oder nicht« stand. Genauso wie sie es sich in ihren Tagträumen immer ausgemalt hatte. Es war wie eine Offenbarung. Sie war hier in San Francisco, an ihrem Geburtstag, mit all diesen tollen Klamotten, und würde sich gleich mit einem Mann treffen. So wie sie es sich ihr ganzes Leben lang ausgemalt hatte. In diesem Augenblick begriff sie, dass sie es tatsächlich mit der Macht ihrer Gedanken geschafft hatte, dünner zu werden … und wenn sie das geschafft hatte, würde sie alles schaffen. (Im Moment arbeitet sie daran, mit einem einzigen Satz Hochhäuser zu überspringen, aber es erfordert mehr Übung, als sie dachte.)

Sie und Ihre ausladende Kehrseite beim Shoppen

Das Problem ist, dass es immer noch viel zu wenige Designer gibt, die für große Größen schneidern. Es ist nicht völlig ausgeschlossen, schöne Sachen zu finden, aber sie sind tendenziell immer etwas teurer. Ein B-FAB-Tipp: Kaufen Sie sich lieber einige wenige Stücke aus tollem Material, und verbrennen Sie Ihre Shirts und Hosen aus Polyester – aber bitte vorher ausziehen!

Manche Frauen hassen ihren Körper so sehr, dass sie auch Shoppen hassen. Und wenn sie etwas anprobieren, was ihnen nicht passt, hassen sie sich noch mehr. Ist das nicht traurig? Warum sich selbst die Schuld daran geben, wo wir sie doch viel eher den Klamottenherstellern in die Schuhe schieben sollten? *Sie* sind doch diejenigen, die nur für lebende Bohnenstangen produzieren. Unser Mantra: Es liegt nicht an mir – es liegt an denen!

Ein offener Brief an die Textilindustrie

Halloooo! Was ist eigentlich los mit euch Typen? Noch nie den Namen Latifah gehört? Wie könnt ihr sie, Mo'Nique oder Emme (dieses wunderschöne, fülligere Model) ansehen und behaupten, Model zu sein und gut auszusehen schlössen sich gegenseitig aus? Entwerft gefälligst für uns! Nein, wir sehen nicht gut aus in elastischen Polyesterhosen und knappen Tops, die nichts anderes tun, als den Blick auf unsere Cellulite zu lenken. Nein, auch Paris-Hilton-Pink steht uns nicht. (Und wir werden uns auch keinen Chihuahua als Accessoire unter den Arm klemmen.) Wir sind nicht Britney Spears oder gar Hillary Duff. Wir sind tolle Big Beautiful Fat Ass Babes und verdienen Kleider, in denen wir gut aussehen und uns wohlfühlen.

Ihr erzählt uns, unser Körpertyp könnte niemals gut aussehen, egal was wir anstellen. Andererseits wollt ihr, dass wir unser sauer verdientes Geld für eure Sachen ausgeben. Und was macht ihr? Ihr nehmt ein Paar Shorts, die bestenfalls an Jessica Simpson gut aussehen würden, gebt links und rechts ein bisschen Stoff dazu, bis ein Doppel-X dabei herauskommt, und wundert euch dann, weshalb wir uns nicht wohlfühlen!

Noch etwas, ihr großen Modedesigner: Eure Tops sind ausnahmslos zu kurz! Geht mal in einen normalen Klamottenladen – jedes Oberteil, das ihr herauszieht, endet knapp unterhalb der Taille, was eine hübsche Horizontallinie exakt an der breitesten Stelle unseres Körpers bildet, statt bis über die Pobacken zu reichen, sodass lediglich der schlanke Teil unserer Beine zu sehen wäre. Das ist doch erbärmlich. Investiert gefälligst dieses Extrastück Stoff, das ist doch wohl das Mindeste!

Danke für die Aufmerksamkeit. Wenn es nach uns geht, können wir trotzdem Freunde bleiben. Wir sagen nur, was wir denken. Wenn ihr Hilfe dabei braucht, welche Sachen an B-FABs hübsch aussehen, könnt ihr uns jederzeit anrufen. Wir haben jede Menge Ideen. Janette will unbedingt ihre »Hüftschmeichler«-Idee verkaufen. Vielleicht bringen wir auch eine eigene B-FAB-Kollektion heraus, also behauptet nicht, wir hätten euch nicht gewarnt. Danke. Wir mögen euch trotzdem. Wir wollen auch, dass ihr uns mögt. (Das müssen wir jetzt sagen, für den Fall, dass wir später einmal zusammenarbeiten.)

Nervtötende Gewitterziegen, die einem das Shoppen vermiesen

Es gibt noch einen ernsten Aspekt beim Thema Shoppen, den wir ansprechen müssen: Die Tatsache, dass man viele Läden nicht betreten kann, weil die Verkäuferinnen so nervtötend hilfsbereit sind. Das ist auch ein gewaltiger Nachteil an den teuren Markengeschäften. Die Verkäuferinnen sind wie Harpyien. Die sich genau in der Sekunde auf einen stürzen, wenn einem die Knie noch schlottern, weil man einen Blick aufs Preisschild geworfen hat. Ehrlich, aus diesem Grund haben wir schon die hässlichsten Handtaschen gekauft. Halten Sie sich einfach von diesen Geschäften fern. Das ist sicherer. Wesentlich sicherer. Aber nur für den Fall, dass es Sie doch erwischt, hier sind ein paar Antworten, die beim Shoppen nützlich sein könnten.

Antworten auf die obligatorische »Kann ich Ihnen helfen?«-Frage hühnerärschiger, aggressiver Verkäuferinnen

- Ja, bringen Sie mir bitte ein Glas Limonade.
- Könnten Sie mir vielleicht die Füße massieren?
- Hätten Sie zufällig eine Beruhigungstablette für mich?
- Danke. Ich würde gern auf Ihre Angestelltenkarte einkaufen.
- Ist Ihnen aufgefallen, dass Ihr Arsch in meiner Hose fett aussieht?

Das Verfallsdatum von Unterwäsche

Gehen Sie grundsätzlich allein Unterwäsche kaufen. Es gibt nichts Unangenehmeres für Ihren Prachthintern als zwei Nummern zu kleine Unterwäsche, die Sie nur gekauft haben, weil eine Freundin dabei war, die nicht zugeben wollte, wie monumental Ihr Hintern tatsächlich ist. Das Tolle an Unterwäsche ist, dass sie nicht pro Meter verarbeitetem Stoff berechnet wird, man kann also ruhig eine Größe kaufen, die einem auch passt. Wenn Sie die Peinlich- bzw. potenzielle Hoffnungslosigkeit eines Einkaufs in der Dessousabteilung an den Rand des Wahnsinns treibt, sehen Sie sich in der Herrenabteilung um. Und zwar bei der Unterwäsche in den großen Größen.

Eine anständige Unterhose kann ein ganzes Leben lang halten. Anfangs ist das neue Prachtstück noch hübsch und weich, aber nach 500-mal Waschen muss man sich auf gruselige Flecken und ausgeleierte Gummis einstellen. Diese Unterhose, ursprünglich als Notfallstück gedacht, wird ruckzuck zu dem Teil, das man so gut wie immer trägt, weil man mit der Wäsche einfach nie nachkommt. Solange sie noch aus einem ausreichend großen Stück Stoff besteht, das sich mit einer Sicherheitsnadel zusammenhalten lässt, hat man stets ein passendes Exemplar parat. Noch ein wichtiger Warnhinweis: Lassen Sie niemals, unter keinen Umständen zu, dass jemand Ihre Unterwäsche zu Gesicht bekommt (egal, ob Sie sie am Körper tragen oder einfach nur vergessen haben, sie abzunehmen, beispielsweise vom Lampenschirm im Wohnzimmer). Falls das aus irgendeinem unglücklichen Zufall passiert… erzählen Sie einfach, es sei Hundespielzeug oder Verbandsmaterial eines verwundeten Soldaten. Hier ist noch ein prima Tipp zum Thema alte Unterwäsche: Man kann sie auch benutzen, um im Winter den Wagen damit abzudecken.

Hürden beim Kauf von sexy Unterwäsche

Die meisten Exemplare sehen aus, als bestünden sie hintenherum aus Zahnseide. Gefahr droht, wenn sie in Bewegung geraten.

- Sie rutschen hoch.
- Sie rutschen runter.
- Sie schlagen Falten.
- Sie kratzen.
- Sie verschwinden.
- Manche werden sogar nie wieder aufgefunden.
- Letztere Exemplare geben Anlass zur Sorge.

BHs und ihre Bedeutung als Folterwerkzeug

Mit Sport-BHs ist es wie mit Bärenfallen. Wenn man sie anzieht, drücken sie einen platt wie einen Pfannkuchen, sodass nichts mehr wackeln kann. Die meisten B-FABs tragen keine Sport-BHs mehr, weil wir vor langer, langer Zeit aufgehört haben, Sport zu treiben. Oder wir treiben ihn immer noch, es ist uns aber egal, ob unsere Brüste auf und ab hüpfen, was sie nicht tun, weil wir uns beim Sport sowieso nie richtig reinhängen.

Zum Glück hat sich an der BH-Front einiges getan seit den Fünfzigerjahren, als die Frauen noch wie Austin Powers' Frauboter (*Spion in geheimer Missionarsstellung, »Yeah, Baby«*) aussahen. Betonharte BHs ließen die Brüste geradezu grotesk spitz aussehen, während das daran angesetzte Korsett der Trägerin von der Taille abwärts die Luft abschnürte. Seither ist eine Menge passiert. B-FAB-Schlussfolgerung daraus: Wir weigern uns, ein Korsett und stocksteife Atom-BHs zu tragen und uns wie eine Presswurst einschnüren zu lassen. Presswürste mögen ja lecker sein, aber wir lassen uns auf keinen Fall wie welche behandeln.

Ein weiterer Spitzentipp ist, Push-Ups eine Nummer größer zu kaufen. Eine tolle Unterbringungsmöglichkeit für den Rettungsring an der Taille. Einfach reingreifen und die Schwarte hochziehen, und schon hat man seine Körbchengröße erweitert. Ohne Operation! (Sehen Sie, wie viel Geld Sie durch den Kauf dieses Buches sparen können? Sie sollten vielleicht noch zehn oder 20 weitere Exemplare kaufen. Klasse Idee. Vielen Dank. Ein tolles Geschenk für Freundinnen, denen noch nicht aufgefallen ist, dass auch sie einen BFA haben.)

Mit ein bisschen Glück haben Sie gemerkt, dass der obere Abschnitt scherzhaft gemeint war. Aber mal im Ernst: In ihrer Jugend hat Janette tatsächlich mehr als einmal ein tolles Dekolleté aus ihrem Taillenschwimmring gebastelt. Zum Beispiel dieses eine Mal, als sie als Stand-up-Comedian eine von Miller-Bier gesponserte Tournee durch amerikanische Militärstationen in Deutschland und England gemacht hat. Sie hatte ein grün-schwarzes Seidenkleid (das von den unvermeidlich riesigen Schulterpolstern nach unten gedrückt wurde) mit Wasserfallausschnitt, der nach etwas mehr Masse und nicht nur einem knochigen Brustbein verlangte. Also besorgte sie sich einen ausgepolsterten, knallengen schwarzen BH, den sie mit so vielen Speckrollen ausstaffierte, wie sie nur konnte. Weg da, Dolly Parton. Aus dem Weg! Das Tollste an diesem Abend war ein süßer kleiner Soldat, der völlig hingerissen war von ihrer Oberweite und sich immer wieder in der Autogrammschlange anstellte. Er war charmant, gut aussehend, und ganz besonders amüsant war das Ganze, weil sie ja wusste, dass die Atomdinger, die er bewunderte, in Wahrheit nicht existierten. Sehr motivierend. Und heutzutage kann jede Frau dank der figurformenden Wunderhöschen mit der superhohen Taille eine beeindruckende Oberweite präsentieren.

Bekenntnis
von B-FAB Marie

Ich hatte mal einen Job als Abteilungsleiterin bei Bloomingdale's. Damals war ich gerade auf Diät und hatte knapp zehn Kilo abgenommen, als ich von unserem Sicherheitswachmann gerufen wurde, um ihn bei der Verfolgung eines Ladendiebs zu unterstützen. Als ich also in meinen Gesundheitsschuhen in die Schmuckabteilung lief, spürte ich, wie meine mittlerweile zu weite Unterhose unaufhaltsam nach unten rutschte. Immer weiter, weiter und weiter. Ich konnte nichts dagegen tun. Also bückte ich mich und zog das ausgeleierte Ding hoch. Sämtliche Kunden und Angestellten starrten mich an. Aber ich lief trotzdem weiter. Und wir kriegten den Ladendieb – ich mit meiner ollen Unterhose in der Hand.

Ersatzbefriedigung Accessoire

Es gibt Tage, an denen Sie gern shoppen gehen würden, sich jedoch nicht stark genug fühlen für die Enttäuschung, 42 T-Shirts anzuprobieren, die allesamt nicht passen. An diesen Tagen sollten Sie sich an die Shopping-Ersatzfreuden aller B-FABs halten: Schuhe, Handschuhe und Handtaschen. Die passen immer. Und jedem. Handschuhe sind aus vielerlei Gründen ein wunderbares Produkt, wenn man gern einkaufen geht. Erstens gehören sie neben Schuhen zu den Dingen im Kaufhaus, bei denen es nie Probleme mit der Größe gibt. Zweitens lenken tolle Handschuhe, noch dazu, wenn sie so elegant und ausdrucksstark getragen werden wie von Audrey Hepburn in *Frühstück bei Tiffany*, definitiv vom Hintern ab. Mit diesem Paar wunderschöner, eleganter, hautenger, ellbogenhoher Handschuhe aus bananengelbem Ziegenleder, die perfekt zu den tollen Schuhen passen, die man beim Ausverkauf erstanden hat, wird jeder glauben, man trägt Kleidergröße 32. Richtig teure Handschuhe haben auch eine erstklassige Passform. (Das ist wirklich wahr. Nur teure Handschuhe schmiegen sich wie eine zweite Haut um Ihre Finger, wohingegen Billigteile die Passform eines ausgeleierten Baseballhandschuhs haben.) Wir reden von einer so tadellosen

Passform, dass sogar noch Ihre Ringe drunterpassen. Mit Handschuhen wie diesen ist es egal, wie viel Sie wiegen. Sie sind ganz einfach dünn.

Es ist kein hoffnungsloser Fall, sondern Ihr Gesicht

Kein Kapitel zum Thema Mode kann vollständig sein, ohne auf die Kunst des Make-ups einzugehen. Die meisten B-FABs legen enormen Wert auf ihr Gesicht – die Folge der jahrelangen gesellschaftlichen Quälerei durch die Kommentare anderer Leute, denen wir ausgesetzt waren. »Aber du hast doch so ein hübsches Gesicht.« (Anmerkung: An alle hühnerärschigen Leute, die uns erzählen, wir hätten ein hübsches Gesicht, bitte seid euch darüber im Klaren, dass wir aus diesen Worten nur »Wenn du doch nur diesen widerlich fetten Arsch nicht hättest« heraushören können. Also hört auf damit, sonst gibt's eine blutige Nase.)

Nachdem das geklärt wäre, kehren wir wieder zurück zum Thema. Wie gesagt, B-FABs legen großen Wert auf ihr Äußeres. Janette verbringt den Großteil ihrer Zeit vor dem Spiegel, vor Schaufenstern oder sonstigen polierten Metallflächen wie beispielsweise den Klingen von Buttermessern. Für sie ist Make-up etwas Unerlässliches. Ohne Make-up hätten viele Frauen ihrer Meinung nach überhaupt kein Selbstwertgefühl. In Frauenzeitschriften sieht man häufig, dass viele Frauen vor ihrer Vorher-Nachher-Rundumerneuerung … nun ja, quasi Männer waren. Was zeigt, dass die Kosmetikindustrie in der Lage war, einer breiten Masse der Bevölkerung, einschließlich Transvestiten und Drag Queens, zu helfen. Außerdem macht es einfach Spaß, sich zu schminken. Man kann sich von dem Geschöpf, das einen morgens nach dem Aufstehen im Badezimmerspiegel ansieht, in eine buntere, freundlichere Version dieses Lebewesens verwandeln.

Outfits und Schminkstile ändern sich. Wir finden, die Fünfzigerjahre waren die beste Ära für B-FABs. Marilyn Monroe war ein Superstar. Sie trug nicht nur Kleidergröße 42, sondern galt damit auch noch als perfekt! Mode präsentierte Frauen damals von ihrer schönsten Seite – kurvenreich und authentisch, nicht als eines dieser ausgehungerten Models ohne jede Sexualität oder erkennbar feminine Attribute (nicht dass wir Vorurteile hätten, nein, nein, überhaupt nicht). Mag sein, dass wir niemals wie Marilyn sein werden, aber eine ganze Menge Frauen sind wie sie gebaut oder sogar noch ein wenig fülliger, verdammt noch mal. Also winken Sie in die Kameras und werfen Sie Ihren Bewunderern Luftküsse zu, Sie fantastischer B-FAB-Filmstar.

Bekenntnis
von B-FAB Anna May

Aufgewachsen in einer amerikanisch-italienischen Familie in den Fünfzigerjahren, als es für eine Frau noch erstrebenswert war, wie eine Frau auszusehen – das war vor der Twiggy-Generation, als Mädchen sich halb zu Tode hungerten, um wie Jungs auszusehen –, wünschte ich mir immer einen dicken, runden Hintern. Wir waren die letzte Generation, die sich nach dem Tag sehnte, an dem sie ihre Weiblichkeit endlich in ihrer vollen Pracht präsentieren durfte. Die meisten meiner Tanten waren große, kräftig gebaute Frauen mit wohlgerundeten Hinterteilen, die bebten und hüpften, wenn sie sich bewegten. Diese Frauen taten alles mit Hingabe, auch essen. Sie brachten mir bei, mich nicht vor Essen zu fürchten. Essen war ein Freund, kein Feind wie heute, und allein der Genuss von Pasta verhalf einem zu einer perfekten weiblichen Figur. Und der lebende Beweis dafür war ihre Lieblingsschauspielerin, die vollbusige, breithüftige Sophia Loren.

Wie alle Italienerinnen blühten auch meine Tanten bei Hochzeiten so richtig auf. Sie tanzten mit Männern oder anderen Frauen und nach ein paar Gläsern Wein auch alleine, und sie bewegten sich dabei völlig ungeniert, ohne jede Verlegenheit. Sie wussten einfach, wie man sich amüsiert, und meinen Tanten dabei zuzusehen, wie sie die Hüften kreisen ließen und eine Tarantella aufs Parkett legten, ließ mich zu der Überzeugung gelangen, dass es herrlich sein musste, eine Frau zu sein.

Ich war schon immer ein kräftiges Kind gewesen. Mit zwölf waren meine Brüste bereits ausgeprägt, und auch mein Hintern war beachtlich, aber etwas fehlte. Bedauerlicherweise hatte er keinerlei Form! Im Gegensatz zu all den anderen, zu denen ich aufsah und die ihre Hinterbacken voller Stolz trugen, waren meine eigenen flach, steinhart und eher birnenförmig. Ich würde also niemals diese glatte, pralle Basketballrundung bekommen, die herrlich unter meinen figurbetonten Röcken wippen würde – eine Erkenntnis, die mein Leben veränderte. Auch heute, viele Jahre später, betrauere ich noch immer diesen Verlust, wenn ich einen schönen, festen Hintern in engen Jeans sehe und weiß, dass mein eigener niemals so aussehen wird.

Zahlen und andere Unerfreulichkeiten

Bekenntnisse eines Gründungsmitglieds von Laura Banks

Kürzlich stieß ich auf eine tolle neue Jeansmarke, die mir sogar passte. Also kaufte ich gleich drei Stück, in schwarz, braun und dunkelblau. (Jeans in dunklerem Blau sehen an B-FABs grundsätzlich besser aus als helle.) Noch dazu haben sie einen ganz tollen Namen – Tummy Tuck Jeans von NYDJ (Not Your Daughters Jeans)– für »Echte Frauen mit echten Kurven«. Ich war so glücklich, als ich diese Hosen fand, denn Hosen passen mir nur selten und ... ich hasse einkaufen! Besonders den Teil, wenn ich nach meiner Größe suchen muss. Ich habe generell ein Problem mit Zahlen und damit, wofür sie stehen: Kleidergrößen, Kontostände, Geburtstage, ja, in Wahrheit jeder Form von Maßtabelle. Für mich sind mathematische Gleichungen ähnlich nachvollziehbar wie ägyptische Hieroglyphen. Wenn man mich in dieser Sekunde fragt, wie viel 6 mal 8 ist, antworte ich, dass ich nicht die leiseste Ahnung habe. Ich müsste dafür einen Zettel zu Hilfe nehmen und 3 mal 16 addieren, um auf 58 zu kommen (was zu allem Überfluss auch noch falsch ist). Ich gebe zu, bei Mathe blocke ich komplett ab. Und das ist noch eine Untertreibung. Schon als Schülerin hatte ich eine künstlerische Ader, und unter meinem Zeugnis prangte in dicken roten Lettern der Kommentar TRÄUMT ZU HÄUFIG WÄHREND DES UNTERRICHTS. Mein Lieblingsfach war, aus dem Fenster auf den frisch gemähten Rasen zu starren und mir vorzustellen, wie ich Völkerball spielte. Ich bin ziemlich sicher, meine blühende Fantasie und meine beachtliche Einbildungskraft liefen erst angesichts der gefürchteten Gleichungsaufgaben richtig zu Hochform auf. Ich weiß noch, wie mir bei ihrem Anblick jedes Mal der kalte Schweiß ausbrach. Bis zum heutigen Tag kenne ich das Einmaleins nur bis fünf. Fünfmal irgendwas kriege ich hin. Wenn es allerdings an die Sechs und darüber hinaus geht, muss ich Finger, Taschenrechner, Freunde und die Liste in meiner Brieftasche zu Hilfe nehmen, auf der ich die Beträge für 15 Prozent Trinkgeld notiert habe.

Das erklärt möglicherweise auch meine Unfähigkeit, Kalorien zu zählen. Kürzlich hat mein Vater mir eine Küchenwaage gekauft, ein glänzendes kleines Metallteil, mit dem ich Fleisch und Fisch abwiegen kann. Soll das ein Witz sein? Ich bekam schon hektische Flecken, kaum dass ich das Ding aus der Verpackung genommen hatte. Wie viele Kalorien hat eine gewöhnliche Kartoffel im Vergleich zur gratinierten Version? Hähnchen im Vergleich zu Fisch? Eine neuerliche Gelegenheit, wie eine komplette Idiotin dazustehen – genauso wie beim Anblick von Mengenangaben in Rezepten, bei der Berechnung des BMI und sämtlichen anderen Dingen, bei denen irgendetwas berechnet werden muss. Kilo? Pfund? Viertelpfund? 2007 führte McDonald's auf dem amerikanischen Markt zusätzlich zum Quarter Pounder, dem »Viertelpfünder«, den Angus Third Pounder ein. Ich musste einen Moment überlegen, aber ich glaube, der Third Pounder ist der größere von beiden. Wollen die mich vollends in den Wahnsinn treiben? Das bedeutet doch, dass sie das Gewicht des Burgers von 25 auf 33 Prozent angehoben haben, sodass damit 8 Prozent mehr Rindfleisch drauf sind. Ich musste einen Freund bitten, mir beim Rechnen zu helfen, aber es ist immer noch falsch. Wie kann man nur einen Burger in Pfundanteilen verkaufen? Das muss doch eine Finte sein, um noch mehr von den Dingern unters Volk zu bringen und die Verbraucher in dem Glauben zu lassen, dass sie ihrer Figur etwas Gutes tun, wenn sie einen schlanken »Drittelpfünder« bestellen – das klingt ja schließlich so, als hätte man damit nur ein Drittel der »normalen« Portion auf dem Teller. Oh Gott. (Aber egal. Beim Schreiben dieses Buches habe ich sowieso aufgehört, Fleisch zu essen, ebenso wie Hühnchen.)

Meine Unfähigkeit im Umgang mit Zahlen geht sogar über Lebensmittel hinaus und zieht sich bis in meinen Sportplan. Wie oft war ich diese Woche schon im Fitnessstudio? Zweimal? Dreimal? Oder überhaupt nicht? Die Zeit vergeht wie im Flug, weil es ständig etwas zu tun gibt: Schreiben, Besorgungen machen oder Nichtstun, und plötzlich ist schon wieder Sonntag.

Bei einer Zahl habe ich allerdings keine Probleme. Ich trage Kleidergröße 42. Die meisten Frauen tragen 42. Was sollten wir auch mit Klamotten in Größe 30 anfangen? Als Geschirrtuch verwenden? Ich kann mir nicht mal vorstellen, dass *einer* meiner Oberschenkel da reinpasst. Was für Frauen kaufen eigentlich diese winzigen Teile? Darstellerinnen irgendwelcher Seifenopern? Triathletinnen? Jedenfalls nicht die Mehrzahl der weiblichen Bevölkerung. Wenn ich im hiesigen Modegeschäft bin, sehe ich immer nur, wie wir uns seitwärts durch die Gänge schieben und uns gegenseitig und die Klamotten in den größeren Größen am Ende der Ständer in Augenschein nehmen.

Wenn ich es nach einigem Schieben und Drängen also endlich bis zur Umkleidekabine geschafft habe, würde ich am liebsten alles anprobieren, was ich auf dem Weg hierher in meinen Einkaufswagen geladen habe. (Daran können Sie erkennen, wo ich einkaufe. Bei Bergdorf Goodman oder Saks Fifth Avenue gibt es keine Einkaufswagen.) Jedenfalls versuche ich jedes Mal, mich an der Dame am Zugang zu den

Kabinen vorbeizumogeln – ich hasse diese Ansage: BITTE HÖCHSTENS SECHS TEILE IN DIE KABINE MITNEHMEN. Also pirsche ich mich an ihr vorbei, um in Ruhe durchzuprobieren, ob irgendwelche der kombinierbaren Teile wie durch ein Wunder tatsächlich passen. Entscheidend sind der richtige Preis (sprich, billig muss es sein), die richtige Farbe (nicht lila) und unter keinen Umständen so geschnitten, dass es sich über meinem Arsch schoppt. Mit etwas Glück passt jedes Teil, ist bequem, robust und schmeichelt meiner Figur. Natürlich ist so ein Goldschatz schwer zu finden, genauso wie der richtige Mann.

Es genügt wohl zu sagen, dass meine Zahlenphobie höchst frustrierend ist, besonders im Hinblick auf Kleidergrößen. Und nun, nachdem ich mich über mehrere Seiten und rund 900 Wörter lang darüber ausgelassen habe, muss ich mich immer noch fragen, weshalb ich in einer Welt lebe, in der Frauen mit Kleidergröße 42 sich immer noch für zu fett halten? Wieso können wir nicht die Größe, die wir brauchen, einfach nur toll finden? B-FABs sind eindeutig in der Mehrheit. Wir sind die Macht. Die Macht in Zahlen.

Sie und all die anderen B-FABs

Eine tolle Freundin kann einem eine Menge Last vom Hintern nehmen, und wir alle wissen, dass wir uns manchmal fühlen, als laste ein derart gewaltiger Druck auf diesem Ding dort hinten, dass wir am liebsten laut aufheulen würden. Wahre Freundschaften eröffnen die Chance, von Erfahrungen anderer zu profitieren, einfach man selbst zu sein, und das Gefühl zu genießen, nicht ständig mit eingezogenem Bauch durch die Gegend laufen zu müssen. Lassen Sie's einfach gut sein. Seien Sie locker. Mit Ihren Freundinnen abzuhängen gibt Ihnen das Gefühl, ein Mitglied in einer Gemeinschaft von B-FABs zu sein, und keine Einzelkämpferin. Ihr wahres, manchmal selbstsüchtiges, leicht reizbares und sehr aufgedunsenes Ich darf ans Tageslicht kommen. Wahres Wohlgefühl besteht darin, sich selbst in den Augen seiner B-FAB-BFF (Big Fat Ass Babes Big Fat Friend) widergespiegelt zu sehen.

Wahre Freundinnen lieben Sie in guten und schlechten Zeiten, egal wie weit der Zeiger an der Waage hochschnellt oder runtergeht, solange Sie nur von Zeit zu Zeit ohne Ihren Partner mit ihnen essen gehen dürfen. (Gelegentlich stören Ehemänner und Freunde den natürlichen Gesprächsfluss unter guten Freundinnen. Außerdem gibt ihm ein Abend mit Ihren B-FABs die Gelegenheit, Sie beim Nachhausekommen mit einem frisch geputzten Badezimmer zu überraschen. Sagen Sie ihm doch mal, wie unglaublich Sie das anmacht. Und jetzt ab in die nächste Eisdiele.) Freundschaft ist eine Möglichkeit, wahre Liebe zu erleben. Eine beste Freundin gibt Ihnen das Gefühl, in Sicherheit zu sein, wertgeschätzt und wahrgenommen zu werden. So wie die Küstenwache oder eine volle Tüte Chips! Sie sind da, um Sie vor sich selbst zu retten. (Dies ist eine wunderbare Gelegenheit, den Klub der B-FABs ins Spiel zu bringen. Wenn Sie nicht viele Freundinnen haben – eine Phase, die immer wieder einmal im Leben vorkommt –, rufen Sie einfach Ihren eigenen B-FAB-Ortsverband ins Leben. Auf www.EmbracingYourBigFatAss.com können Sie neue Leute kennenlernen. Freundschaften lassen sich in jedem Alter schließen, auch über Landesgrenzen hinweg.)

Der Anfang: Ein Freund, ein guter Freund …

Beste Freundinnen sind wie Hunde. Sie schenken ihre bedingungslose Liebe und Unterstützung und folgen einem, wohin man auch geht. Für die meisten von uns wäre es eine Untertreibung, zu sagen, Freundinnen seien unser Lebenselixier. Häufig stehen wir ihnen näher als unserer eigenen Familie oder unseren Partnern. Wir haben angefangen, nach ihnen zu suchen, als wir noch klein waren und unsere Hinterteile beim Spielen auf dem Schulhof gegeneinanderstießen. Eines Tages, vielleicht beim Völkerball, hat man den Ball geworfen und diese Rothaarige namens Margie hat ihn gefangen. Man hat sich zugelächelt, und auf einmal hatte man eine neue beste Freundin. Innerhalb von Sekunden war man unzertrennlich. Nach diesem Nachmittag ist man zusammen von der Schule nach Hause gegangen und hat sich anvertraut, wie riesig der Himmel in einer mondbeschienenen Nacht ist oder dass man im Buntstiftkasten Mitternachtsblau am liebsten mag. Danach war es das Allerwichtigste, der neuen besten Freundin jeden Tag zwischen den Stunden auf dem Flur zu begegnen, ihr ein Zettelchen zuzustecken oder sich mit einem vielsagenden Verdrehen der Augen zu verständigen, während man durch neue Aktivitäten täglich enger aneinandergeschweißt wurde. Die Tatsache, dass es sie gab, machte alles besser.

Ihre Freundinnen – der beste Rückspiegel aller Zeiten

Na schön, lassen wir die Zeit, als das Bindeglied zwischen Ihnen und Ihrer besten Freundin die gemeinsame Lieblingsfarbe im Malkasten war, hinter uns und überspringen ein paar Jährchen. In der Teenagerzeit ging es um Jungs, Klamotten und die daraus resultierende Frage aller Fragen zwischen Freundinnen: »Sieht mein Arsch in diesen Jeans fett aus?« Diese Frage unterscheidet beste Freundinnen vom Rest der Welt: Eine wahre Freundin wird Ihnen sagen, dass die Jeans super aussieht, wenn es tatsächlich so ist. Wenn nicht, wird sie Ihnen raten, ein anderes Modell zu nehmen oder zumindest einen Poncho drüberzuziehen.

B-FAB Lauras beste Freundin zu Schulzeiten hieß Sue und hatte etwa dieselbe Größe und Figur wie Laura. (Auf diese Weise ließ keine der beiden die andere noch größer aussehen.) Laura und Sue waren unzertrennlich – sie gingen Pizzaessen, ins Einkaufszentrum, hingen bei Sue zu Hause herum, hüpften in den Pool, hörten Musik oder taten einfach nichts. Eine wahre Freundin ist jemand, mit dem man auch mal nichts tun kann und sich trotzdem super amüsiert.

Janette hingegen scheint ständig nach gut aussehenden Freundinnen zu suchen. Sie liebt schöne Frauen. Es macht ihr solchen Spaß, sie anzusehen. Viel mehr als hässliche. Das Klischee sagt, dass hübsche Mädchen grundsätzlich fette Freundinnen haben. Aber vielleicht ist es umgekehrt. Vielleicht suchen fette Mädchen sich einfach hübsche Freundinnen aus. Vielleicht haben wir mehr mit ihnen gemeinsam, als man annehmen würde. Als Janette in ihren Zwanzigern die Schauspielschule besuchte, hatte sie eine geradezu überirdisch schöne Freundin. Ihr Name war Stephanie Phillips, und sie sah aus wie eine Mischung aus Elizabeth Taylor in *Kleines Mädchen, großes Herz* von 1944 und Ava Gardner in der Zeit, als sie mit Frank Sinatra zusammen war. Sie wog geschätzte drei Kilo. Die beiden waren in derselben Schauspielklasse und innerhalb weniger Monate unzertrennlich. Es stimmte, Janette brachte Stunden damit zu, Stephanies Jungs-Geschichten zu lauschen, während sie selbst keinen Freund hatte, aber das war schließlich nicht Stephanies Schuld. Die beiden marschierten überall zu Fuß hin. Stephanie brachte Janette Frozen Yogurt näher. (Das war in den Siebzigerjahren, als Frozen Yogurt gerade aufkam und der letzte Schrei war.) Damals wusste noch niemand, was ein Handy war, und Gespräche aus dem Festnetz kosteten 10 Cents. Stephanie ließ nicht zu, dass jemand Münzgeld ausgab. Wann immer man Anstalten machte, mit Kleingeld zu bezahlen, nahm sie es einem aus der Hand und ließ es in die Tasche zurückfallen. »Heb es auf fürs Telefon«, sagte sie. Alle drei, vier Blocks rief Stephanie ihren Auftragsdienst an, um zu sehen, ob ihr Manager angerufen und ihr einen Termin für ein Vorsprechen vermittelt hatte.

Einmal kam während des Unterrichts jemand zu Janette und meinte: »Stephanie ist so was von atemberaubend. Dass *du* ihre Freundin sein kannst …« Was für ein Schock! Janette fühlte sich grauenhaft – als wäre jedes Atom Sauerstoff aus ihrem Körper gesogen worden. Sie wusste genau, welche Botschaft sich hinter diesen Worten verbarg: »Fühlt sich ein fetter, unscheinbarer Trampel wie Janette neben dieser wunderschönen Stephanie nicht noch hässlicher, als sie es ohnehin schon ist?« Zum Glück kam Stephanie in diesem Moment und setzte sich neben Janette, was dem Gespräch ein abruptes Ende bereitete. Was für ein Schwachsinn. Janette genoss Stephanies Gegenwart. Stephanie fällte kein Urteil über Janette oder stieß sich in irgendeiner Weise an ihrer Figur. Sie mochte sie gern. Sie waren Freundinnen. Sie wollten beide Stars werden, gemeinsam auftreten. Das beweist, dass auch Nicht-B-FABs das Potenzial zur BFF haben.

Perfekte Beschäftigungen für dich und deine B-FAB BFF

- Hören Sie beide auf, sich wegen Ihrer Körper immer nur mies zu fühlen.
- Fühlen Sie sich schön.
- Fressen Sie, was das Zeug hält.
- Machen Sie gemeinsam eine Saftkur zum Entgiften.
- Seien Sie beide einfach nur Sie selbst.
- Gehen Sie Ihren Müttern aus dem Weg.

Pech und Schwefel

Freundinnen und Essen – zwei Dinge, die sich nicht voneinander trennen lassen. Essen ist doch der vorgeschobene Grund, sich zu treffen. »Hey, Linda, Lust auf einen Hamburger?« Was gibt es Schöneres, als sich mit einer BFF zu treffen und bei einer leckeren Kleinigkeit eine Runde zu plaudern? Absolut nichts. So bekämpfen wir den Stress. Wir essen köstliche Sachen, die uns trösten, und unterhalten uns dabei über Alltägliches, wir tauschen uns über unseren Ärger im Job aus, über Probleme mit dem Partner, den Kindern und ihren Rennmäusen, über

Geldprobleme und ja, auch über unsere Ärsche. Mit einer anderen Frau über die Größe seines Hinterns zu lamentieren gehört nun mal zu den Dingen, die wir tun müssen. Es ist wie bei *Sex and The City*, nur geht es um unsere Prachtärsche.

Mit einer Freundin oder gar einer ganzen Horde hungriger B-FABs essen zu gehen ist die beste Methode, alle Hemmungen über Bord zu kippen und sämtliche Ärgernisse zu vergessen. Wir können wohl kaum über die wahren Probleme in unserem Leben nachdenken, wenn wir gemeinsam mit Cocktailspießen bewaffnet vor einem Teller frittierter Zucchinisticks sitzen. Solche Treffen finden ja immer an den Wochenenden statt, sodass man völlig vergessen kann, dass man eigentlich gerade eine Diät anfangen wollte. Mit Ihren BFFs können Sie sich so schön fühlen, wie Sie zu sein glauben.

Eines sollte man unter keinen Umständen tun: Einem anderen B-FAB unter die Nase reiben, dass sie möglicherweise zugenommen hat oder vielleicht überlegen sollte, mal wieder eine Diät zu machen. Auf diese Weise riskiert man die Freundschaft mit ihr. Denn so etwas ist beleidigend – nicht die Tatsache, dass man sie als fett bezeichnet, sondern die Annahme, dass sie selbst keinen Spiegel zu Hause hat. Es impliziert, dass sie nicht weiß, welche Hosen ihr passen, dass selbst ihre Stiefel zu eng sitzen und dass sie nicht sowieso schon alles in ihrer Macht Stehende dafür tut, mit den Gegebenheiten klarzukommen. Freundinnen bezeichnen sich nicht gegenseitig als fett. Das verbietet der B-FAB-Ehrenkodex.

Freundinnen unterstützen einander in allem, was sie gerade bewegt. Wenn Sie abnehmen wollen, sollten Ihre Freundinnen Sie in diesem Vorhaben unterstützen. Wollen Sie nicht abnehmen, sollten Ihre Freundinnen Sie auch darin unterstützen. Wenn Sie noch mal die Schulbank drücken, einen Zeichenkurs belegen oder Ihr eigenes Indianerzelt im Garten hinterm Haus bauen wollen, werden wahre BFFs Ihnen den

Rücken stärken. Es ist Ihr Leben. Und Ihre Freundinnen sind dafür da, dass Sie dieses Leben noch mehr genießen können!

Mädels-Dates

Es geht doch nichts über eine Verabredung mit einer anderen Frau – das Ganze macht ebenso großen Spaß wie ein Date mit einem Mann, nur eben ohne die Neurosen, das Gejammer und die verborgenen Ängste. Man brezelt sich mit derselben Sorgfalt auf, mit dem Unterschied, dass ein weibliches Gegenüber das auch zu würdigen weiß. Männern ist es völlig egal, was wir anhaben. Notfalls könnten wir uns auch eine Tischdecke umbinden, denn sie wollen ja sowieso nur, dass wir uns möglichst schnell ausziehen. Aber wenn es darum geht, ein edles Paar italienischer Lederschuhe gebührend zu bewundern … nun, auch in diesem Punkt ist auf BFFs Verlass.

Die nachfolgenden Zeilen sehen aus wie ein Gedicht, sind es aber nicht. Das Versmaß ist nicht ganz korrekt, aber die Aussage dahinter gefällt uns. Genauso wie unsere Hintern: nicht perfekt, aber wir akzeptieren sie trotzdem.

B-FABs fürs Leben

Sorgen Sie sich nicht in einer Tour
um Gardemaße und Figur.
Vergessen Sie den Terror Ihrer Waage,
und nutzen Sie Ihre Lebenstage,
um echte Freundinnen zu finden,
statt an Männer sich zu binden.
All die Kerle, sie kommen und gehen,
während die Mädels stets zu Ihnen stehen.

Geheimnisse eines B-FAB-Dates

Bekenntnisse eines Gründungsmitglieds von Janette Barber

Wenn ich an Schokoladenfondue denke, kommt mir automatisch das Park Avalon Restaurant im New Yorker Flatiron District in den Sinn. Das klingt, als würde ich vom Thema abschweifen, tue ich aber nicht. Dort kam ich das erste Mal in den Genuss eines Schokoladenfondues. Es war einfach köstlich, und ein Teil davon sitzt heute noch auf meinem BFA. Ich war in der Funktion einer sogenannten Duenna dort. (Definition von Duenna: 1. Ältere Dame, deren Aufgabe darin besteht, auf Mädchen und unverheiratete junge Damen aus wohlhabenden spanischen oder portugiesischen Familien aufzupassen; 2. Anstandsdame oder Gouvernante; 3. Lauras Freundin.)

Anlass für meine Anwesenheit war ein Blind Date, aber nicht mein eigenes. Eigentlich war Laura verabredet, aber sie wollte nicht allein gehen, was ziemlich idiotisch klingt, wenn man nicht weiß, dass Laura und ich damals gemeinsam an einem Artikel über Online-Partnersuche arbeiteten. Laura war wesentlich schüchterner als ich, was bedeutete, ich musste sie als offizielles fünftes Rad am Wagen begleiten. Ich kam mir vor wie eine steifbeinige Achtzigjährige, die über das Wohlergehen der heiratsfähigen Prinzessin wacht. Laura überragt mich um ein beträchtliches Stück. Und sie glaubt allen Ernstes, sie hätte einen BFA. Sie sieht atemberaubend aus, besitzt aber, da sie sich ihrer Schönheit nicht bewusst ist, die Mentalität einer BFA-Trägerin. Man darf ihr unter keinen Umständen sagen, dass sie hinreißend aussieht – dieses Kompliment könnte ihr ohne Umwege auf den Hintern schlagen.

Jedenfalls war Laura damals eine Flirtmeisterin, wie sie im Buche steht, und sobald der Kandidat auf der Bildfläche erschien, packte sie ihren beachtlichen Charme aus und begann ihn zu versprühen. Mit dem Resultat, dass ich mit jeder fortschreitenden Minute fetter und hässlicher wurde. Ich war die graue Maus, egal wie farbenfroh mein Outfit auch sein mochte.

Der Fairness halber sei gesagt, dass diese Dates ein Heidenspaß waren, zumindest bis zu dem Augenblick, in dem die Männer auftauchten. Laura und ich trafen uns immer vorher und brachten uns in Stimmung, indem wir uns gegenseitig unsere gewaltigen Erwartungen an den jeweiligen Kandidaten schilderten. Außerdem gaben wir unseren Date-Partnern Spitznamen. Der Typ, den wir im Park Avalon kennenlernen sollten, hieß Mr Kernlos – weil er 1. einen Weinvertrieb besaß und ihm 2. jeder Ansatz von Kinn fehlte. Nichtsdestotrotz war Laura in absoluter Hochform.

In puncto Männern hat Laura so etwas wie *Raumschiff Enterprise*-Qualitäten. Sobald sie neben einem Typen steht, fängt sie an zu leuchten. Die Männer fliegen auf sie wie die Motten aufs Licht – sie können nicht anders. Sie hat sogar mal in einer Folge von *Raumschiff Enterprise* mitgespielt. Wann immer ich *Der Zorn des Khan* von 1982 im Fernsehen sehe, erkenne ich sie als Navigatorin. »Da! Da ist Laura«, rufe ich dann. Es ist jedes Mal ein Riesenspaß. Und Sie können das jetzt auch tun!

Jedenfalls sitzen wir am Tisch, und Laura wickelt Mr Kernlos um den kleinen Finger – sie lacht, errötet, klimpert mit den Wimpern, das volle Programm. Sie wirft den Kopf in den Nacken und lacht wie Brigitte Bardot. Währenddessen hängen meine Schenkel links und rechts über die Stuhlkanten. Ebenso wie mein BFA. Ich winke mit einer Hand einen Kellner heran, während ich mit der anderen das Wasser aufwische, das ich verschüttet habe, um die Aufmerksamkeit von meinem fetten Arsch abzulenken.

Laura lässt Mr Kernlos kokett von ihrem Manhattan probieren, damit er ihr sagt, ob er nicht vielleicht eine Spur zu stark ist. Ich bestelle in meiner Verzweiflung das Schokoladenfondue, mit der Anmerkung, es müsse aber schnell gehen – sozusagen ein medizinischer Notfall. Das Fondue wird serviert. Ich verputze es vollständig. Bis auf den letzten Tropfen.

Am Ende binde ich meine Arschbacken vor mir zu einer Schleife zusammen, und Laura und ich ergreifen die Flucht vor Mr Kernlos. Sie fragt sich, ob er sie wohl anrufen oder sich von ihrem nicht existenten BFA davon abhalten lassen wird. Natürlich würde ich ihr am liebsten mit meinem Prachtarsch ins Gesicht springen und schreien: »Wie kommst du nur auf diesen Schwachsinn? Der Kerl hat vor dir auf dem Fußboden gelegen. Er war hingerissen. Er hat förmlich gesabbert. Wahrscheinlich hat er dir jetzt schon vier Nachrichten hinterlassen. Denn du bist absolut hinreißend!« Aber in diesem Augenblick ging mir auf, dass es völlig egal war, was ich über Lauras Aussehen dachte… sie ging ebenso gnadenlos mit sich selbst ins Gericht wie ich und all die anderen B-FABs. Also, ihr lieben B-FABs da draußen: Wir sollten unsere B-FAB-Schwestern nicht verurteilen, nur weil deren BFA nicht so fett ist wie unser eigener. Die Wahrheit ist, dass Schönheit eben *nicht* im Auge des Betrachters liegt. Sondern im Auge der BFA-Besitzerin. Zählen tut das, was man sieht, wenn man in den Spiegel schaut. Wahrscheinlich hätte ich all das Laura damals sagen sollen.

Teil V

Der BFA
im Arbeitsalltag

Wippender Büroarsch

Auch wenn Jobs häufig mit Angst, Langeweile und engen Miederhöschen einhergehen, sind sie doch eine unausweichliche Notwendigkeit. Von dem Geld, das wir durch sie verdienen, kaufen wir uns Nahrungsmittel und Kleidung. Ob Sie nun mit einem Panoramafenster mit Ausblick auf die Skyline gesegnet sind oder in einem engen, von Teppichboden-Trennwänden umgebenen Kabuff vor sich hinschmoren – wenigstens haben Sie einen Job und wahrscheinlich ein höheres Jahresgehalt, als die meisten Menschen in einem Dritte-Welt-Land während ihres ganzen Lebens verdienen. Denken Sie an die einzigartigen Worte von John Gray: »Man kriegt nur dann, was man will, wenn man das liebt, was man bereits hat.« Also lieben Sie Ihren Job. Lieben Sie Ihren Schreibtisch, Ihre Aktenmappe, das kneifende Miederhöschen, die engen Kostüme und Schuhe, in die Sie sich von neun Uhr früh bis fünf Uhr abends zwängen müssen. Wiederholen Sie die folgenden Sätze immer wieder: »Ich liebe diesen beschissenen Ort, ich liebe meine kratzigen Sachen, ich liebe meine kriecherischen Kollegen in ihren billigen Parfümwolken. Ich liebe mein von Aktenordnern bestimmtes Leben. Ich liebe das sinnlose Sortieren und Ablegen, tagein, tagaus, nur unterbrochen von einigen mickrigen Urlaubstagen oder Sonderurlaub wegen eines Todesfalls in der Familie. Ich liebe meinen Big Fat Ass.«

Der eigene Hass auf den Arsch vermiest den Job

Das eigentliche Problem besteht darin, wenn man mit einem Minderwertigkeitsgefühl wegen seines BFAs zur Arbeit geht. Das kann einen erdrutschartigen Abfall des Selbstvertrauens auslösen und zu der Überzeugung führen, man sei wertlos. Infolgedessen leidet auch der eigene Marktwert, weil man niemals das bezahlt bekommt, was man eigentlich verdienen würde. Wie um alles in der Welt konnte der Riesenhintern nur dazu führen, dass man für sich selbst und auch für andere bei der Arbeit weniger wert ist? Sehen Sie, was wir meinen? Nicht Ihr Arsch ist schuld, sondern Ihre Selbstverachtung. Es ist die Selbstverachtung, die dafür sorgen kann, dass man sich eines Tages mit einer Blechtasse in der Hand und einem abgemagerten, verlausten Hund auf der Straße wiederfindet und die Leute um ein paar Cent anbettelt.

Falls es einem doch gelingt, den Job zu behalten, kann man die Beförderung, von der man immer geträumt hat, vergessen. Wieso sollte jemand Anerkennung zeigen (indem er einem mehr Geld gibt), wenn man selbst das nicht einmal hinkriegt? Diese dämliche Stimme im Kopf redet einem ein: »Ich sollte mich gar nicht erst um die Beförderung bemühen. Ich bekomme sie ja sowieso nicht. Schließlich wiege ich mehr als der gesamte Vorstand zusammen.« In dem Moment, in dem man glaubt, die eigene Attraktivität müsse dem eigenen Gehalt entsprechen, öffnet man eine Büchse der Pandora gewaltigen Ausmaßes. Man ist Teil des Problems geworden. Hören Sie auf damit! Oder fangen Sie gar nicht erst damit an. Sie verdienen diese neue Route beim Zeitungenaustragen – sobald Sie sich selbst von dieser fetten Tatsache überzeugt haben. Damit stehen Ihre Chancen gleich besser, auch alle anderen davon zu überzeugen. Vielleicht schaffen Sie ja den Sprung von der Austrägerin des lokalen Käseblättchens zur UPS-Botin. Da gibt's sogar noch eine schicke Uniform mit dazu.

Fremder Hass auf den Arsch vermiest ebenfalls den Job

Nehmen wir an, Sie haben endlich Frieden mit Ihrem Prachtarsch geschlossen, Ihre Kollegen geben Ihnen aber immer noch das Gefühl, eine erbärmliche Nummer zu sein. Vielsagende Blicke und Augenverdrehen von Kollegen können mit der Zeit ziemlich mühsam werden. Man kann nie sagen, ob man nicht eines Tages tatsächlich Amok läuft. Oft fressen wir gegen das Wissen an, dass alle anderen im Büro zwar wesentlich weniger wiegen, dafür aber wesentlich mehr verdienen. Man hat das Gefühl, alle würden einen beobachten, wenn man sich sein Mittagessen mit der Saugkraft eines Staubsaugers einverleibt. Man wird neugierig beäugt von süßen, knackigen Praktikanten, die kichernd auf dem Flur lästern über diesen unfassbaren Appetit und diesen bemerkenswert fetten Arsch. Hier unser Rat für solche Situationen: Sagen Sie sich selbst »Ich sch … auf euch alle. Schert euch doch zum Teufel!« Wenn Sie merken, dass Sie schneller werden, wenn Sie an den lästernden Jungspunden vorbeigehen, zwingen Sie sich, das Tempo zu drosseln, und holen Sie tief Luft. Bleiben Sie beim Kopierer vor ihnen stehen, und wackeln Sie mit dem Arsch. Und zwar direkt vor ihrer Nase. Seien Sie stolz. Die sind keinen Deut besser als Sie … außerdem werden sie sich schon bald wieder das lokale Anzeigenblättchen holen und es nach neuen Jobangeboten durchforsten müssen.

Selige Unwissenheit

Mag sein, dass es ein Akt der Selbstsabotage ist, einen Hintern vom Ausmaß eines riesigen Aktenschranks mit sich herumzuschleppen. Außerdem ist uns aufgefallen, dass die Gefahr, bei Beförderungen übersehen zu werden, ziemlich groß ist. (Wie konnte das nur passieren? Wir standen doch direkt vor ihrer Nase!) Dünnere, hübschere Kolleginnen kriegen grundsätzlich die besseren Jobangebote – genauso wie Männer im Hinblick auf Gehalt und Karriereaufstieg Frauen gegenüber bevorzugt werden. Das nervt, denn je mehr einen diese Tatsache deprimiert, umso wahrscheinlicher ist es, dass man seinen Frust mit Essen kompensiert. Das ist wie bei einer chinesischen Fingerfessel – man kann sich einfach nicht davon befreien. Wie kommen Arbeitgeber nur darauf, attraktivere Menschen seien auch klüger? Gegen diese Art der Diskriminierung sollte es ein Gesetz geben. Viele Leute sind noch nicht einmal dick, weil sie zu viel essen, sondern leiden an einer Schilddrüsenerkrankung. Bei anderen liegt eine genetische Veranlagung vor. Die B-FAB-Gemeinschaft sollte sich für Gleichberechtigung am Arbeitsplatz einsetzen. Nehmen wir mal an, Sie bewerben sich um einen Job als Bienenzüchterin, und am Ende macht die dünnere Bienenzüchter-Kandidatin das Rennen. Totaler Schwachsinn, sagen wir. Zeigen Sie den Bienenzüchter-Arbeitgeber bei der Polizei an. Gehen Sie ihm so lange auf die Nerven, bis er Sie nimmt.

Essen macht schlau und vertreibt die Zeit

Bei all der Diskriminierung und dem Selbsthass stellt sich doch die logische Frage »Wieso hören wir nicht einfach auf zu essen?« Der Grund ist folgender: Essen am Arbeitsplatz ist eine Überlebensstrategie für uns! Entweder sind wir montagmorgens kurz vor dem Hirntod und brauchen dringend einen Zuckerschub oder uns ist so sterbenslangweilig, dass wir uns irgendeinen Zeitvertreib suchen müssen. Nichts regt den Appetit effektiver an als ein Job als Sekretärin, Ärztin, Krankenschwester oder Zirkusclown. Der Arbeitsalltag ist so unendlich langweilig. Jeden Tag dasselbe. Oft scheint die Uhr förmlich stehen zu bleiben, während sich der Tag schier endlos dahinzieht, bis man um zwölf Uhr endlich in die Pause gehen kann. Wie kann man stupide derselben Tätigkeit nachgehen, ohne die Routine mindestens fünfmal am Tag mit kleinen Snacks zu durchbrechen: Nüsse, eine Banane, eine Handvoll M&Ms? (Alternativ dazu könnte man den eigenen Prachtarsch kopieren.) Essen hilft, den Montagmorgen-Stumpfsinn zu durchbrechen, und lässt uns die Tatsache vergessen, dass wir uns wünschen, wir wären tot. Ein Spätvor- oder Nachmittagssnack bringt die grauen Zellen noch mal so richtig in Schwung. Wie kann ein Boss erwarten, dass ein Mitarbeiter ohne einen kleinen Nahrungsmittelschub auch nur einen klaren Gedanken fassen kann? Nach einem Croissant mit Hühnchensalat fühlen wir uns nicht nur schlauer, sondern *sind* es vermutlich auch. Also essen Sie alles bis zum letzten Krümel auf, und wischen Sie sich die Mayo von der Wange. Dann stürzen Sie sich auf den nächsten Gedanken oder in die nächste Auseinandersetzung mit dem Vorstand, auf den OP-Tisch oder die Zirkusnummer mit den sieben

Ringen. Es geht nichts über eine kleine Esspause zur Beruhigung, bevor man sich auf den Weg ins Eckbüro des Vorgesetzten macht und um eine Gehaltserhöhung oder einen Zuschuss zur privaten Rentenvorsorge bittet. Manchmal ist ein kleiner Bissen von dem Burrito-Rest, den man in der unteren Schreibtischschublade aufbewahrt hat, genau das Richtige. Kalorien geben Mut. (Mit morgendlichem Kaffee ist es dasselbe. Sprechen Sie niemals ein missmutiges B-FAB vor dem ersten Schluck an.)

Arschtage

Vielleicht haben Sie irgendwann mal bei der Arbeit zu viele Snacks verdrückt oder sich mitten in der Woche ein paar Martinis genehmigt. Wenn das so ist, rufen Sie einfach am nächsten Morgen Ihren Boss an und sagen ihm: »Mein Arsch ist krank. Völlig fertig. Ich muss heute vom Bett aus arbeiten. Das macht Ihnen doch nichts aus, oder?« Wenn er einen Schreianfall bekommt und »Haben Sie den Verstand verloren?« in den Hörer brüllt, ziehen Sie sich an und gehen zur Arbeit. Sie haben es wenigstens versucht. Es sollte einen Internationalen Pummeltag geben, an dem jeder, der (nach allgemeinen Bürostandards) auch nur ansatzweise übergewichtig ist, in der Horizontalen bleiben und bis zum Spätnachmittag Serien im Fernsehen ansehen darf. Ich meine, alle anderen Minderheiten haben doch auch ihre Feiertage, oder etwa nicht? Es gibt den irischen St. Patrick's Day, den jüdischen Versöhnungstag Jom Kippur, das chinesische Neujahrsfest. Wir müssen an die Öffentlichkeit gehen, denn wir sind eine Mehrheit, die wie eine Minderheit behandelt wird, nur dass andere Minderheiten bezahlte Feiertage bekommen. Wir brauchen mindestens einen Feiertag pro Jahr – den Big Fat

Ass Babe Day. Und wo wir schon dabei sind, wieso nicht auch gleich noch sechs Wochen bezahlten Urlaub, 21 Krankheitstage und gute 30 Arschtage noch mit dazu. So wird doch eine runde Sache aus dem Ganzen.

Ablenkungsmanöver bei einer Big Ass Präsentation

Haben Sie die Suche nach einem Mann zum Heiraten längst aufgegeben und schlauerweise Ihren Job als Kellnerin und/oder Prostituierte gegen einen Bürojob getauscht? In diesem Fall müssen wir eine Situation ansprechen, bei der Sie gezwungen sind, in einem Raum vor mehreren Menschen zu stehen und einen Vortrag zu halten. Was ist, wenn die Aufmerksamkeit der Zuhörer allmählich nachlässt? Wenn Sie also spüren, wie sich leichte Panik in Ihnen breitmacht, und Ihnen der Schweiß ausbricht, tun Sie Folgendes: Als Erstes sorgen Sie dafür, dass alle Sie gut sehen können. Dann stehen Sie auf, drehen sich um und zeigen sich dem Publikum in Ihrer ganzen Pracht. Nehmen Sie eine künstlerisch wertvolle Pose ein, indem Sie eine Hand in die Hüfte stemmen, das Gewicht auf ein Bein verlagern und leicht wippen. Dann recken Sie die Arme in die Luft, rekeln sich und stoßen einen langen, tiefen Seufzer aus. Nehmen Sie den Zeigestock, und fangen Sie an, mit einem bezaubernden Lächeln die Diagramme zu erläutern. Als Nächstes drehen Sie sich langsam um und sehen allen Anwesenden direkt in die Augen. Und dann legen Sie ein kleines La-Cucaracha-Tänzchen hin. Alle Anwesenden werden erkennen, wie sehr Sie Ihren Körper lieben und mit welch köstlichem Sinn für Humor Sie ihn zelebrieren. Nach der Präsentation werden sich alle vor Eifer überschlagen, Ihnen abzukaufen, was immer Sie auf dem Flipchart präsentiert haben, oder Sie bei Ihrem jüngsten Großprojekt zu unterstützen. Glückwunsch, Sie haben soeben das perfekte Ablenkungsmanöver absolviert – und mit einem fetten, katzengleichen Grinsen krönen Sie das Ganze noch. Denken Sie daran: Sie müssen diejenige sein, die Leben in die (Büro-) Bude bringt.

Wollen Sie bei einem bierernsten Meeting das Eis brechen, raten wir zu folgender Vorgehensweise: Schlagen Sie eine neue Seite auf dem Flipchart auf, und schreiben Sie in dicken Lettern die Frage »Wie finden Sie meinen Big Fat Ass?« hin. Sie werden staunen, was für ein unvergessliches Erlebnis das Meeting auf diese Weise für alle werden wird. (Sie können auch noch einen Schritt weiter gehen: Malen Sie eine Skizze von Ihrem BFA in eine Ecke, und lenken Sie mit dem Zeigestock die Aufmerksamkeit des Publikums darauf. Dann sagen Sie: »Vergessen Sie nicht, meine Damen und Herren, ich habe hier die Hosen an und riskiere meinen Arsch für Sie!«)

Feiern im Büro

Im Allgemeinen können nur wenige Menschen Bürofeierlichkeiten jeglicher Form etwas abgewinnen. Vielmehr sind sie eine lästige Begleiterscheinung im Alltag der arbeitenden Bevölkerung. In Wahrheit haben sich die Leute kaum etwas zu sagen, man weiß nicht, welche Kleidung angemessen ist, außerdem frisst man viel zu viel. Schon häufig wurde ein eigentlich gesundes B-FAB mit grünlichem Gesicht an der Wand lehnend beobachtet. Wer hat schon Lust, herumzugehen, Hallo zu sagen und zu versuchen, ein Gespräch mit Leuten zu beginnen, auf deren Bekanntschaft man bislang schon keinen gesteigerten Wert gelegt hat und die man, wenn man sie näher kennenlernt, wahrscheinlich sowieso nicht leiden kann? Viele B-FABs sind schüchtern und alles andere als scharf darauf, perfekte Designerklamotten und eine perfekte Sanduhrfigur zu präsentieren. Ersteres besitzen wir ohnehin nicht, dafür aber einen umso ausladenderen Arsch. Wir sind diejenigen in der Firma, die all die Arbeit erledigen und deshalb mit Vergnügungen nicht allzu viel am Hut haben. Wir wollen einfach nur in Ruhe unsere Arbeit machen und haben bestenfalls mäßiges Interesse an Schulterschlüssen und sonstigen Verbrüderungsmaßnahmen bei Bürofeiern, während der wir nur Gefahr laufen, unseren Arsch der öffentlichen Zurschaustellung preiszugeben. Dennoch lautet unser Vorschlag: Spielen Sie das Spielchen mit. Legen Sie sich ein paar geeignete Klamotten zu, in denen Sie superedel aussehen und sich auch so fühlen. Bleiben Sie nach der Arbeit noch zum Büro-Ringelpiez namens Weihnachtsfeier, Geburtstagsumtrunk oder was auch immer. Suchen Sie sich eine günstige, halb sitzende Position auf einer Schreibtischkante, und halten Sie Hof. Sehen Sie zu, dass Ihre Lieblingskollegin Ihnen etwas vom Buffet mitbringt, und lassen Sie ansonsten den Rest der Mannschaft zu Ihnen kommen. Wenn es bei Jabba the Hutt funktioniert, tut es das bei Ihnen garantiert ebenfalls. (Okay, wir hätten ein realistischeres Vorbild als Jabba nennen können, aber wir fanden die Vorstellung einfach witzig.)

Wieso versuchen wir nicht einfach mal, das Pferd von hinten aufzuzäumen? Wieso sollten *wir* nicht das Herzstück der Party sein? Machen Sie sich nicht länger Sorgen darüber, wie Sie auf andere wirken. Her mit dem Essen! Drehen Sie die Musik auf, und lassen Sie die Puppen tanzen! Ist doch egal, warum das Büro mit Girlanden und Konfetti geschmückt ist. Ob Ausstand, Neujahr oder Karneval – wen interessiert es schon, welcher Tag heute ist? Wichtig ist nur eines: Bei einer Party gibt es kostenlos etwas zu futtern, und wenn es etwas zu futtern gibt, ist der Alkohol auch nicht weit. (Und wer weiß, vielleicht kommt ja auch der süße Typ aus dem zehnten Stock, der Ihnen schon seit Monaten nachschaut, wenn Sie auf dem Gang vorbeigehen. Also, schmeißen Sie sich in einen sexy Fummel, und schleppen Sie sich einen Lustknaben ab. Betrachten Sie ihn als Ihre persönliche Weihnachtsgratifikation. Nehmen Sie ihn mit nach Hause, und packen Sie ihn aus, als wäre er ein Geschenk, wenn auch eines ohne Batterien ...)

Paradebeispiel für einen spitzenmäßigen Fat-Ass-Einsatz im Job

Um sein Publikum während einer Büroparty bei der Stange zu halten, ist es erforderlich, dass man sich tief im Innern für eine Frau mit beeindruckendem Charisma hält. Es gibt endlos viele Beispiele für unglaublich mächtige Menschen, die ein paar Pfund zu viel auf den Rippen hatten – Marlon Brando, König Heinrich VIII., Eleanor Roosevelt und, nicht zu vergessen, der Weihnachtsmann. Das beste Beispiel jedoch ist die wahre Königin aller B-FABs – keine Geringere als Mae West. Sie setzte ihre Vorzüge in jeder erdenklichen Art und Weise im Job ein und stellte mit Worten, Kleidern und Stil die Tatsache zur Schau, dass sie ein mächtiges, männerfressendes B-FAB war. Wie kann man etwas anderes als maßlose Bewunderung für eine Frau übrig haben, die folgende legendären Worte vom Stapel ließ: »Pflege deine Kurven. Mag sein, dass sie gefährlich sind, aber entgehen kann man ihnen nicht.« Auch dieser Spruch stammt aus ihrem Mund: »Sie ist genau die Art Mädchen, die die Erfolgsleiter Stufe um Stufe verkehrt hinaufgeklettert ist.« Von B-FAB Mae West können wir einiges darüber lernen, wie man im Job vorwärtskommt. Hier ein paar Hintergrundinformationen über sie: In den Zwanzigerjahren war sie zu plump, um ein richtiges Flapper-Girl zu werden, das war der angesagte androgyne Frauentyp dieser Generation. Darum rief sie ihre eigenen Filmprojekte ins Leben, die bewusst im 19. Jahrhundert angesiedelt waren, damit sie Korsetts und lange, weit geschnittene Röcke tragen konnte, um ihre massive Kehrseite zu kaschieren. Um ihr pausbäckiges Gesicht zu verbergen, trug sie gigantische, mit Federn besetzte Hüte und tonnenweise exotischen Schmuck. Doch das genügte ihr nicht – sie sorgte dafür, dass die Zähne aller anderen Darstellerinnen in ihren Bühnenprogrammen und Filmen dunkler aussahen, damit es den Anschein hatte, als sei sie die Einzige mit einem Zahnpasta-Lächeln. (Das sollten Sie mal in Ihrem Job probieren.)

Alternative Geldbeschaffungsmaßnahmen für B-FABs

Was soll man tun, wenn man einfach ein komischer Kauz ist und keinen Job lange behält oder die Vorstellung widerwärtig findet, von neun bis fünf in einem Büro eingesperrt zu sein? In diesem Fall schmeißen Sie die Brocken am besten einfach hin, solange Ihre Kehrseite noch angesagt ist, und machen Karriere als Reality-TV-Star! Bewerben Sie sich bei *The Biggest Loser*. Oder, noch besser, rufen Sie Ihren eigenen Sender ins Leben – »Fat Ass TV«. Eine der ersten Shows könnte unter dem Titel laufen *Jedes Kilo zählt – Lassen Sie sich in Gold aufwiegen*. Das Konzept: Man bringt 20 Kandidatinnen zusammen und guckt ihnen vier Wochen lang beim hemmungslosen Schlemmen zu. Nach einem Monat müssen sie auf eine gigantische Waage steigen. Irgendeine prominente B-FAB-Gastgeberin verkündet dann die Gewinnerin und überreicht ihr Goldbarren in genau jenem Gewicht, das sie auf die Waage bringt.

Noch eine Idee für eine Sendung, in der das Fett um den Allerwertesten zu Ehren kommt: Für jedes Pfund, das man verliert, kriegt man 100 000 Euro. *Meal or No Meal* wäre ein toller Titel dafür. Jede Kandidatin sucht sich einen der Picknickkörbe aus, die von mehreren B-FAB-Models in superpeinlichen Outfits auf einer riesigen Showtreppe präsentiert werden. Wenn der Korb ein Schild mit der Aufschrift MEAL enthält, bekommt die Kandidatin bis zur nächsten Sendung etwas zu essen. Bei NO MEAL kriegt sie eben nichts. Diejenige, die am meisten abnimmt, bekommt am Ende der Staffel in einem grandiosen Finale das Geld. Mag sein, dass die eine oder andere aufgrund von Unterernährung umkippt und auf einer Trage abtransportiert werden muss – diese Kandidatinnen sind eindeutig nicht die Gewinnerinnen, denn die Regel bei *Meal or No Meal* besagt, dass man bis zum bitteren Ende auf den Beinen bleiben muss.

Weitere unternehmerische Ideen

Ebenso gut könnten Sie sich in der Beratungsbranche selbstständig machen, vorzugsweise natürlich in einem Segment, in dem der Hintern eine maßgebliche Rolle spielt. Publikationen wie das *Gründermagazin* oder entsprechende Rubriken in Ihrer Tageszeitung bieten massenhaft Anknüpfungspunkte. Auch Erwachsenenkurse an der Volkshochschule könnten der ideale Start für ein engagiertes B-FAB in eine lukrative Zukunft sein. Gründen Sie Ihren eigenen Blumenkorblieferservice oder eine Telefonberatung, kaufen Sie einen Eiswagen, oder lassen Sie sich als Restaurantkritikerin fürs Essen bezahlen. Warum nicht gleich etwas, mit dem Sie anderen Frauen zeigen können, dass Sie darauf pfeifen, wie dick Ihr Hintern ist? Wie wär's beispielsweise mit Motivations-CDs wie die von Tony Robbins? Überlegen Sie sich einfach ein paar Botschaften, die sich die Leute wieder und wieder vorm Schlafengehen anhören können: »Ich liebe meinen fetten Hintern. Ich liebe meinen fetten Hintern. Ich sehe mich selbst, in goldenem Sonnenlicht gebadet, wie ich all den negativen Menschen, die meinen dicken Hintern anstarren, den Rücken kehre. Ich sehe all die gemeinen Dummköpfe aus meiner Kindheit, meine Exfreunde, die mich verletzt haben, indem sie mich sitzen ließen. Ich bin schön und ein B-FAB. Ich bin genauso hübsch wie meine dünnere kleine Schwester oder irgendwelche Freundinnen.« Und so weiter und so weiter. Dann packen Sie die Fat-Ass-CDs hübsch ein und verkaufen sie mithilfe einer Anzeige in *Bild der Frau*. Wenn die Leute unter 1-0800-FRISS-NICHT anrufen und die CDs bestellen, lassen Sie Nachschub brennen und verkaufen noch mehr davon. Als Nächstes bringen Sie einen Newsletter raus und dann eine bewusstseinsverändernde Musik-CD einschließlich der Rückwärtsbotschaft »Hintern meinen liebe Ich.«

Eine andere Idee wäre, sich ein paar Motivationsvorträge und -seminare auszudenken und anderen Leuten ein Vermögen für die Teilnahme abzuknöpfen. Oder in Hotels an irgendwelchen exotischen Orten stundenlange Litaneien zu halten; in der Pause werden den Teilnehmern dann Häppchen für 9,95 Euro pro Stück kredenzt. Danach haben alle die Möglichkeit, im hinteren Teil des Saals Ihre CD zu kaufen. Der große Durchbruch wäre es, B-FABs beizubringen, über glühende Kohlen zu laufen. Bei dieser Gelegenheit könnten sich die strammen Teilnehmerinnen gegenseitig anbrüllen und dabei ihren aufgestauten Frust über ihre nicht vorhandene Superfigur abbauen. Sind alle erst einmal vom Geist des Seminars beseelt und aufgeputscht, wagen sie den Sprung und laufen 60 Sekunden lang über den heißen Kohlenteppich. Wenn es vorbei ist, sind alle überglücklich, dass sie sich die Fußsohlen nicht verbrannt und sich zu dieser Glanzleistung überwunden haben. »Wir werden uns nie wieder fett fühlen! Wir werden uns nie wieder fett fühlen!«, schreien alle zum Schluss. Das machen Sie bis zwei Uhr früh, bis die Teilnehmerinnen vor Erschöpfung aus den Latschen kippen und Ihnen alles abkaufen, was Sie ihnen andrehen wollen. Der Kurs für die nächste Stufe ist gegen einen Unkostenbeitrag von 4995 Euro jederzeit buchbar. Das ideale Begleitpaket könnte aus einer Dauerbetreuung mit automatischer Monats-Kohlenlieferung bestehen, um die Erinnerung an den sensationellen Durchbruch frisch zu halten. Das Ganze nennt sich dann »Der Klub der heißen Kohlen«.

Alles kompletter Schwachsinn, sagen Sie? Wohl kaum. Solche Seminare werden tagtäglich angeboten. Wie wäre es mit einem Fat-Ass-Ferienklub? Mit einer Modekollektion? Einem Smoothie? Sollte Ihnen irgendetwas Tolles dazu einfallen, zögern Sie nicht, es umzusetzen.

Machen Sie aus Ihrem Hintern eine Tugend

Keine Lust auf eine Karriere als Info-Maklerin und Seminar-Guru? Dann gehen Sie doch einfach zum Fernsehen. Viele erfolgreiche Frauen verdienen dort mit ihrem Hintern Geld. Nehmen Sie nur mal Kirstie Alley. In Wahrheit hat sie gar nicht so viel abgenommen, aber als Sprachrohr für das Ernährungsprogramm Jenny Craig hat sie ein Vermögen verdient. (Wer ist diese Jenny Craig überhaupt, und wieso kriegt sie die Zähne nicht selber auseinander?) Gott segne Kirstie dafür, dass sie ihr Foto einmal zu oft im *Star Magazine* gesehen hat. Bestimmt ist sie eines Morgens mit der brillanten Idee aufgewacht, ihren fetten Hintern zu einer Einnahmequelle astronomischen Ausmaßes zu machen. Als Erstes kam *Fat Actress* ins Fernsehen. (Na also!) Dann erschien ihr Buch, und schließlich folgte dieser Deal mit Jenny Craig. Danach ging sie zu Oprah in die Talkshow und zeigte sich dort, allerdings mit einer Strumpfhose unterm Bikini. Na gut, obwohl wir eigentlich nicht noch ein Diätprogramm am Hals haben wollen, an das wir uns sowieso nicht halten, gefällt uns die Art und Weise, wie Kirstie aus ihrem Hintern Kapital geschlagen hat. Das ist eine sensationelle Idee, finden wir. Stellen Sie ein Video mit Ihrem Work-out zu den Pussycat Dolls bei YouTube ein. Oder stampfen Sie ein virales Marketingkonzept im Stil von *The Secret* aus dem Boden und verkaufen 750 000 DVDs von sich selbst, auf denen Sie erzählen, wie Sie das Geheimnis entdeckt haben, sich selbst zu lieben. Dann verkaufen Sie die Filmrechte an Ron Howard, der daraus eine Neufassung von *Cocoon* machen wird. Vielleicht kriegen Sie ja einen Sponsorenvertrag von Tupperware oder eine Rundumerneuerung in einer tollen Fernsehshow. Tragen Sie Ihren Hintern zu Markte, und nehmen Sie das Geld, das Sie damit verdienen, als Anzahlung für Ihr Traumhaus. Ha, Sie trauen sich ja doch nicht!

B-FABs drehen auf und geben Gas!

Das ist der Moment, in dem wir B-FABs unsere alten Denkmuster über Bord werfen und endlich anfangen, in der Liga zu spielen, in die wir gehören. Bei den Schwergewichten. Zeigen Sie Ihrem Boss, dass Sie in großen Dimensionen denken und Partner werden wollen. Übernehmen Sie die tollsten Kunden. Suchen Sie die größten Bankettsäle aus. Seien

Sie die hinreißendste Sprechstundenhilfe beim Tierarzt, die begabteste Floristin, völlig egal, aber sorgen Sie dafür, dass Sie stets in der Top-Liga Ihrer Branche mitspielen. Wichtig ist nicht, wie Sie aussehen, sondern wie gut Sie Ihre Gedanken zum Ausdruck bringen können, während Sie mit Ihrem ausladenden Fortsatz durch die Gegend laufen. Wehren Sie sich vehement gegen jede Form der Diskriminierung, indem Dünnere bevorzugt werden. Durchschlagen Sie die Glasdecke, oder rauschen Sie rückwärts – sprich, mit dem Hintern voran – durch Drehtüren, das Tablett mit dem Mittagessen gekonnt balancierend. Ihr B-FAB-Status zeigt der Welt und allen voran Ihrem Chef, dass in Wahrheit Sie diejenige sind, die das Ruder in der Hand hält. Das Management wird über kurz oder lang mitbekommen, wie bestimmt Sie sich und Ihre Vorzüge in sämtlichen Situationen, in Aufzügen und Mittagessenschlangen zu präsentieren verstehen. In Firmen weiß man, dass schwergewichtige Mädels gewaltigen Hunger nach Erfolg haben, und zwar ohne dieses alberne Getue, um jeden Preis in ein Designer-Kostüm in Kleidergröße 32 passen zu müssen, um vorwärtszukommen. Sparen Sie sich getrost solche Mittagessen, die aus nichts als einem mickrigen Salatblatt oder einem läppischen Milchkaffee bestehen, so wie Ihre Kolleginnen es praktizieren, die aussehen, als würden sie jeden Moment vor Entkräftung umkippen. Genau das werden sie nämlich auch gleich tun, und wenn es so weit ist und ihre mageren Kinderköpfchen auf ihre Schreibtischplatten knallen, bleibt Ihnen immerhin noch genug Zeit, ihnen die Kundenunterlagen vor der Nase wegzuziehen. Neidische, mickrige Kollegen werden Ihre Machtspielchen verabscheuen und versucht sein, Ihnen »Raus mit dir, Wirbelwind« zuzurufen, aber nichts kann Sie noch aufhalten, gut gepolsterte Freundin.

Ihr Arsch gewährleistet, dass Sie sich von der Masse abheben. Sehen Sie zu, dass Sie Ihre Kehrseite dem Rest der

Menschheit präsentieren, wann immer Sie Ihren Schreibtisch verlassen oder an ihn zurückkehren. Behandeln Sie Ihren Hintern wie einen Diamanten, ob nun perfekt gerundet oder eher in Birnenform – gehen Sie hoch erhobenen Hauptes! (Manche Frauen blättern Unsummen dafür hin, sich vom Chirurgen einen dieser perfekten brasilianischen Ärsche basteln zu lassen, wohingegen bei Ihnen alles von Natur aus so gewachsen ist.)

In aller Aufrichtigkeit

»Selbst für die neurotische Führungskraft – ebenso wie für jeden anderen – ist die Arbeit von enormem therapeutischem Nutzen. Gewöhnlich ist sie die letzte Zuflucht, und ein Zerfall an dieser Stelle begründet den ultimativen Absturz des Menschen.« Diese Worte stammen von dem Finanzjournalisten Richard Austin Smith. Ist das nicht krass? Wir finden diese Aussage sensationell. Außerdem gehen wir davon aus, dass uns solche Zitate in diesem Buch schlauer dastehen lassen. Das Entscheidende ist, dass Sie sich etwas suchen, was Sie gern tun, und es dann tun. Punkt. Und lieben Sie sich selbst, während Sie es tun. Völlig egal, was oder wie schwer oder einfach es sein mag. Wichtig ist nur, dass Sie jeden Morgen nach dem Aufstehen irgendwo hingehen, wo Sie sich gern aufhalten. Arbeit ist wichtig. Wie Sie Ihre Zeit verbringen, ist wichtig. Was immer Sie sich erträumen, tun Sie es … okay, Stripteasetanzen vielleicht nicht unbedingt. Sonst lässt Ihr Chef Sie wohl überhaupt nicht mehr nach Hause gehen. Wenn Sie mit Ihrer Arbeit oder Ihrem Boss unglücklich sind, kündigen Sie einfach. Manchmal geht es im Job ziemlich übel zu. Sollen andere doch ihre Neurosen pflegen, sich gegenseitig manipulieren und piesacken. Reagieren Sie nicht, sondern agieren

Sie. Durchbrechen Sie gewohnte Muster, beschreiten Sie neue Wege. Zögern Sie nicht, es ist ganz leicht. Tun Sie's einfach.

Bekenntnis
von B-FAB Betty

Mein Hintern hat schon so manchen blauen Fleck und Schlag abbekommen. Während des ersten Collegejahrs arbeitete ich als Bühnenhilfe beim Theatersommer in New Hampshire. Eine Ecke der Bühne wurde vollständig entfernt, um Platz für ein komplettes Orchester zu schaffen. Am Ende eines langen, schweren Tages wollte ich möglichst schnell fertig werden und freute mich auf etwas Essbares und ein paar Cocktails. Es gab nur noch eine Aufgabe zu erledigen: Die Bühne musste gefegt werden. Eilig machte ich mich ans Werk und arbeitete mich zügig vorwärts, allerdings … rückwärts. Ohne es zu merken, hatte ich den Bühnenrand erreicht, trat einen letzten Schritt nach hinten und plumpste prompt mit dem Hintern voran in den gut einen Meter tiefen Orchestergraben, wo ich mit der rechten Pobacke auf der scharfen Kante des hölzernen Klaviersessels landete. Aua! Und dann war da noch das Schlagzeug … Sofort kamen zwei Kollegen angelaufen. Nachdem ich mich mit ihrer Hilfe aus dem Tohuwabohu befreit hatte, ging ich probeweise ein paar Schritte, um mich ein wenig zu sammeln. Die Wucht des Aufpralls war von meinem dicken, weichen Hintern größtenteils gedämpft worden, sodass ich ohne weitere Verletzungen davonkam. (Gott sei gedankt für meinen dicken Hintern!) Allerdings war es völlig ausgeschlossen, sich auf die rechte Hinterbacke zu setzen. Am nächsten Morgen sah ich in den Spiegel, und oh mein Gott … ein blauer Fleck wie aus dem Bilderbuch prangte mitten auf meiner rechten Pobacke.

Am selben Abend bedeckte der Fleck schon die gesamte Gesäßbacke und breitete sich über die Innenseite meines Schenkels aus, wobei sich die Farbpalette von einem satten Lila in der Mitte bis zu einem hübschen Zartrosa an den Rändern erstreckte. Die Leute, die mich aus der Trommel gezogen hatten, wollten natürlich einen Blick auf den Schaden werfen, und als ich widerstrebend meine Shorts hochzog, blieb ihnen der Mund offen stehen. Den ganzen restlichen Monat kamen Leute an und wollten meinen Arsch sehen, der im Lauf der Zeit sämtliche Farben des Regenbogens durchmachte. Ich hätte nie gedacht, dass ich meinen Prachtarsch jemals in aller Öffentlichkeit zeigen würde, so wie ich es in diesem Sommer getan habe.

Mein Big Fat Ass als Existenzgrundlage

Bekenntnisse eines Gründungsmitglieds von Janette Barber

Keine Ahnung, wie es bei Ihnen aussieht, aber ich habe die Nase voll davon, mir ständig Sorgen darüber zu machen, wie andere über mich und meine ausladende Kehrseite denken. Seit dem Ende meiner Arbeit bei der *Rosie O'Donnell Show* verfolgt mich mein Big Fat Ass regelrecht. Damit will ich nicht sagen, dass ich zu der Zeit noch keinen BFA gehabt hätte, aber bei der Show waren BFAs einfach salonfähiger. Bei vielen im Team wuchs der Prachtarsch während der Dauer ihrer Beschäftigung im 30 Rockefeller Plaza ganz gewaltig. Ich legte beispielsweise in den ersten anderthalb Jahren schlappe 20 Kilo zu. Die Schuld dafür gebe ich den Zuschauern, die nur lange genug vom Sofa aufgestanden sind, um noch mehr unglaublich leckere, fett machende, BFA-steigernde Köstlichkeiten in die Post zu stecken. Und ich mache auch die PR-Firmen verantwortlich, weil sie uns ständig M&Ms, mit Schokolade überzogene Kartoffelchips und Marzipan zuschickten.

Andererseits erwies sich meine ausladende Kehrseite auch als förderlich für meine Karriere. Beispielsweise wurde mein gigantischer Prachtarsch im Zuge meiner Kochsendung *Lighten Up!*, ausgestrahlt auf Food Network, zu einem nicht wegzudenkenden Bestandteil. Bei der Aufzeichnung der Pilotsendung machten wir am Morgen einen letzten Komplettdurchlauf, um sicherzugehen, dass alles passte. Sämtliche Redakteure, Regisseure und die Leute aus der Entwicklungsredaktion von Food Network versicherten mir und meiner Ko-Moderatorin, wir sähen fantastisch aus. Doch dann trat mein Freund Barry zu mir. »Lasst euch nicht von hinten filmen. Seht zu, dass ihr ihnen nicht den Rücken zukehrt und zum Backofen geht, denn die Kamera lässt eure Ärsche ziemlich fett aussehen, und ich bin sicher, das gefällt keiner von euch«, sagte er zu mir. Was ich aus den Worten heraushörte, war die Botschaft »Dein Arsch sieht aus wie der Hoover-Staudamm«. Hmmm.

Ich wusste erst nicht, was ich wegen unserer strammen Hinterbacken unternehmen sollte, aber ich erzählte meiner Ko-Moderatorin, der wunderbaren und überaus talentierten Christina Deyo, Barry hätte angemerkt, wir würden von hinten wie Nilpferde aussehen (Alte BFA-Regel: Immer ein bisschen übertreiben). Jedenfalls sagte ich zu Christina, sie solle einfach mitspielen, ich hätte da eine Idee. Als die Hühnchen-Parmaschinken-Röllchen so weit waren, in den Backofen geschoben zu werden, war auch ich bereit. Ich erzählte dem Publikum einfach die Wahrheit. Ich erklärte, dass wir ihnen nicht den Rücken zukehren und zum Ofen gehen konnten, weil sie sonst unsere gewaltigen Ärsche zu sehen bekämen, was gar nicht gut wäre. Ich erinnerte sie auch daran, dass – wie ja jeder weiß – die Kamera immer 5,326 Pfund draufschummelt. Und dann gingen wir rückwärts zum Ofen, was zu unserem Markenzeichen, dem sogenannten »Butt Walk«, wurde. Während der gesamten Staffel ließen wir uns immer neue Methoden einfallen, um uns in der Küche zu bewegen und zu unseren Utensilien zu gelangen, ohne unserem Publikum dabei mehr zuzumuten, als es ertragen konnte. Falls Sie also jemals vor einer Kamera stehen, drehen Sie sich keinesfalls um, es sei denn, Sie haben einen guten Grund dafür. Gehen Sie einfach rückwärts. Es ist völlig unnötig, etwas zu präsentieren, auf dessen Anblick niemand ein Recht hat. Wobei »niemand« in diesem Zusammenhang auf die Spezies … wie hieß sie noch mal? … *Homo sapiens* abzielt (in Wissenschaftskreisen auch unter dem Namen *Homo fettarschiensis* bekannt).

Ich bin ein verfressenes Geschöpf, das unverhofft zur Schlankheitsexpertin avancierte. Die Kochshow stellte den Startschuss meiner kurzfristigen Karriere als Paradebeispiel für erfolgreiche Gewichtsabnahme dar, was reichlich gewagt ist, wenn man bedenkt, dass ich total fett bin. Ich wurde Gast-Redakteurin des Wellnessmagazins *First for Women* und hatte meine eigene Kolumne mit Porträtfoto und allem Drum und Dran. »Erfolgreich schlank mit Janette« hieß dieses Machwerk. Ich wurde auch zur Sprecherin für Molly McButter, den fettfreien Butterersatz, den ich überhaupt nicht mag und, nein, ich arbeite heute nicht mehr für sie. Ich war häufiger Gast in den Lokalnachrichten in New York und in der *Wayne Brady Show*. Ich zeigte mein »fettes« Foto ununterbrochen in der Öffentlichkeit, während mich insgeheim die Frage quälte, wie ich meinen BFA im Fernsehen am besten verbergen konnte.

Es war enorm belastend, so zu tun, als hätte ich keinen BFA mehr. Ich ging zu den WeightWatchers und nahm ab, sodass ich eine Zeit lang lediglich einen MFA (Medium Fat Ass) hatte, aber hurra, dieses Jahr ist alles wieder da, wo es vorher war. Mein Hintern macht meine Jeans zum Folterinstrument. Das Problem sind die täglichen Zwischenmahlzeiten, die jeweils drei bis vier Stunden dauern, über einen Zeitraum von anderthalb Jahren. Und schwupps habe ich eine Speckrolle, die mir über den Hosenbund quillt. Es muss am Knopf meiner Jeans liegen. Zu allem Übel habe ich eine Metallallergie, sodass meine Speckschwarte jetzt auch noch ein fieser, hässlicher Ausschlag ziert. Sehen Sie, welche reizenden Überraschungen das Leben für einen bereithalten kann? Betrachten

Sie dies als wertvolle Lektion, und lassen Sie nicht zu, dass Ihnen eine Speckschwarte das Leben vermiest. Kaufen Sie sich um Himmels willen eine Hose, die passt, und werfen Sie die alte weg. Im Moment wiege ich bei einer Größe von 1,57 Metern 73,16 Kilogramm. Das weiß ich deshalb so genau, weil meine Schwester mir eine Digitalwaage geschenkt hat (woraufhin ich ihr die Reifen zerstochen habe). Es ist eines dieser Dinger, die auch den Körperfettanteil berechnen. Meiner beträgt 40 Prozent. Ein Würstchen hat 22 Prozent. Ich bestehe also aus fast doppelt so viel Fett wie ein Würstchen.

Irgendwann rief mich Laura aus heiterem Himmel an und meinte, sie hätte eine Idee für ein Buch. »Und worum soll es darin gehen?«, fragte ich sie. »Es soll *Die neue A****-Klasse heißen*«, meinte sie und schlug vor, ich solle es doch mit ihr gemeinsam schreiben. Und ich war so begeistert von dieser Idee, dass ich spontan aufsprang, worauf meine Schenkel prompt in Applaus ausbrachen. Das Beste am Bücherschreiben ist, dass ich gezwungen bin, meine Wohnung in der Stadt zu verlassen und Zeit in meinem Haus auf dem Land zu verbringen, wo ich weite Hosen, ausgeleierte Shirts und so riesige Unterwäsche tragen kann, dass ich sogar diese bunt gestreiften Hosenträger brauche, die ich für Regentage aufbewahre. Ich werde dieses Buch schreiben und mir ein paar Snacks genehmigen. So, und mit den Snacks fange ich an. Oh. Hoppla. (Keine Sorge. Ich bin nur auf dem Weg zur Küche über meinen BFA gestolpert.)

Für ein paar Kilo mehr

Bekenntnisse eines Gründungsmitglieds von Laura Banks

Essen ist eine stete Quelle des Trostes, aber auch der Enttäuschung. Ich denke sehr oft ans Essen … oder tue es. Es macht immer wieder Spaß, auch wenn es mir Sorgen bereitet, was es mit der Größe meines Magens anstellt. Ich habe notorisch fünf bis zehn Kilo zu viel auf den Rippen, kann es aber dank meiner Größe gut kaschieren. Am besten sehe ich aus, wenn ich angezogen bin. Aber sowie ich mich meiner Kleider entledige, übernehmen Beulen und Dellen das Regiment. Beim Essen war ich schon immer zügellos. Essen ist besser als ein toller Freund mit Knackarsch. Okay, nicht wirklich, aber für Kartoffelchips könnte ich trotzdem sterben. Und dazu möglichst ein ganzes Fass Salz. Dank meiner Liebe zu den kleinen Kristallen speichert mein Körper das Wasser wie SpongeBob Schwammkopf.

Als Kellnerin zu arbeiten war die perfekte Beschäftigung für mich. In der Nähe von Essbarem fühlte ich mich einfach sicherer. Mein Wunsch, anderen Menschen leckere Gerichte zu servieren, hatte mehrere Gründe: Ich hatte keine sonstige Berufserfahrung, und ich musste für meine Mahlzeiten nicht den vollen Preis bezahlen. Bürojobs übten noch nie sonderlichen Reiz auf mich aus. Ich fand es prima, Kontakt zu anderen Menschen zu haben, neue Leute im Restaurant kennenzulernen, und ich war begeistert von der Herausforderung, meinen Gästen mehr zu verkaufen, als sie höchstwahrscheinlich vertilgen konnten. Meine erste Stelle bekam ich in einem Restaurant namens Wild Iris in Overland Park, Kansas. Im Gastraum roch es lecker nach Gebratenem, und die Leute kamen, aßen und tranken und gaben mir ein hübsches Trinkgeld. Meine neu entdeckte Liebe zum Wild Iris zeigte sich recht schnell an meinen Armen und Oberschenkeln. Aber das war okay, denn ich hatte alle meine Kolleginnen in die Schranken gewiesen, indem ich meinen Gästen sämtliche Vorspeisen und Desserts auf der Karte schmackhaft machte. Ich schaffte es sogar in den Newsletter des Wild Iris – als umsatzstärkste Kellnerin. Dann nahm ich meine Ersparnisse von 800 Dollar und das Auto meines Bruders (einen quietschgelben AMC Gremlin) und fuhr nach San Diego, um meine Karriere im Filmgeschäft in Angriff zu nehmen.

Dort bekam ich einen Job in einem Laden mit dem unglaublichen Namen Skinny Haven Restaurant – es sollte wohl nicht allzu schwer sein, an einem Ort wie diesem dünn zu bleiben. Irrtum. Ich aß zwar Kalorienarmes, dafür aber gleich Tonnen davon, und blieb meinem Ausgangsgewicht von knapp 75 Kilo treu. WeightWatchers funktionierte etwa ein Jahr lang, doch dann war die Punktetabelle auf einmal spurlos verschwunden, außerdem fand ich es zunehmend merkwürdig, zu einem Verein von Leuten zu gehören, die Essen in ein System pressten und dann versuchten, die Kontrolle darüber zu bewahren. Es erschien mir so sinnlos. Außerdem bin ich wahnsinnig schlecht im Rechnen. (Siehe auch Lauras Bekenntnis »Zahlen und andere Unerfreulichkeiten«, S. 150.)

Ich bin von Kansas nach Kalifornien gezogen, um ein Superstar zu werden. Was mir allerdings nie gelungen ist. Aber mit diesen ständigen fünf bis zehn Kilo Extra-Laura auf den Rippen konnte ich eben nicht mit Frauen wie Daryl Hannah, Cybill Shepherd und all den anderen perfekten, dünnen Gardemaß-Blondinen mithalten, mit denen ich in diesen schrecklichen Castingagenturen in L.A. um Rollen buhlte. Mag ja sein, dass ich ganz hübsch und talentiert bin … nur eben nicht auf diese knochige Hollywood-Art.

Ich habe durchaus Rollen als Schauspielerin bekommen. So habe ich in drei Independent-Produktionen unter der Regie des berühmten Roger Corman mitgespielt. Die Dreharbeiten fanden auf den Philippinen statt, was reichlich abenteuerlich war. Ich habe bestimmt fünf Kilo durch Schwitzen verloren, als ich in einer engen Lederkluft Truppen in die Schlacht im Wüstensand von Pagsanjan führte – quasi die Action-Abenteuer-Diät. Ich hatte auch eine kleine, wenn auch durchaus einprägsame Rolle in *Raumschiff Enterprise: Der Zorn des Khan.* Doch hier endet mein Erfolg als Filmstar auch schon. Einmal trat ich als Gaststar in einer Folge von *T.J. Hooker* auf, moderierte eine Sendung auf Sci Fi Channel und war Maxine Headroom für Cinemax. So. Jetzt kennen Sie die Stationen meiner filmischen Laufbahn.

Wieso war ich nicht der große Kracher in Hollywood? Scheiterte ich an der Klüngelei in dieser Branche? Schlief ich mich nicht durch die richtigen Betten? (Ich schaffte es nie, herauszufinden, mit wem ich am besten in die Kiste steigen sollte.) Ich glaube, der Grund, weshalb ich es in der Stadt der Träume nie zu etwas gebracht habe, ist wesentlich unschuldiger. Ich glaube, der Durchbruch ist mir nicht gelungen, weil ich eine der Schauspielerinnen war, die tatsächlich etwas aß. Ich liebte meine opulenten Frühstücke mit Toast, Speck und frittierten Kartoffeln einfach zu sehr.

Zum Glück entdeckte ich das Radio und die Schreiberei – zwei Medien, bei denen meine Pausbacken nicht ins Gewicht fielen. Und ich entdeckte Sonnenbrillen für mich. Mit Sonnenbrille sieht jeder gut aus. Sie lassen das Gesicht nicht so pummelig wirken. Letzten Endes bin ich zufrieden damit, wer ich bin, mit meiner bisherigen Arbeit, mit den Jobs, die ich nicht gemacht habe … und jedem wohl gepolsterten, runden Teil von mir.

Teil VI

Abnehmen vergebens

Diäten sind doof

Eines ist nicht von der Hand zu weisen: Diäten funktionieren nicht. Stattdessen sorgen sie nur für schlechte Laune. Unsere miese Laune bei einer Diät hat zwei Gründe: 1. Unser Blutzuckerspiegel sinkt, und irgendwann kippen wir um. 2. Wir verlieren kein Gramm, und selbst wenn es uns gelingt, nehmen wir allein beim Gedanken an Essen wieder zu.

Ununterbrochen fangen wir mit irgendeiner Diät an, die gerade in aller Munde ist. Das ist doch komplett schwachsinnig. Nach einer Hungerphase von mehreren Wochen oder Monaten wiegen wir immer noch genauso viel oder sogar ein bisschen mehr. Lord Goodman (wer auch immer das sein mag) sagte einmal: »Immer wieder nehme ich ab, nur um dann zu meinem Entsetzen und meiner aufrichtigen Empörung festzustellen, dass jemand klammheimlich nachts die Pfunde wieder auf meinen Körper gepackt hat.« Manchmal ist der Auslöser für eine Diät, dass wir von den Leuten auf der Schule, der Uni oder bei der Arbeit gemocht werden oder als Schönheitskönigin auf einem Festwagen mitfahren wollen. Wir wollen den Anschein erwecken, als sei es uns wichtig, wie wir im Spiegel aussehen, und damit angeben, dass wir begriffen haben, wie der Diät-Hase läuft. Nehmen wir zum Beispiel die Sears-Diät, bei der man ein Grundstudium in Ernährungswissenschaft absolviert haben muss, um zu begreifen, wie sie funktioniert. Aber ganz egal, ob es um das Verstehen der Funktionsweise oder das Machen einer Diät geht – all das dient nur einem einzigen Zweck: Wir wollen hineinpassen – in unser Leben, unsere Köpfe, unsere Hosen.

Was macht dicker? Essen oder die kritische Haltung dazu? Eine Methode, die B-FAB Janette hilft, das Ausmaß ihres Hinterns in erträglichen Grenzen zu halten, ist ihre sogenannte »80-Prozent-Regel«, die besagt »Du musst nicht perfekt sein, sondern einfach nur besser«. Allzu häufig verlieren die Leute den Mut, weil sie in ihrem Streben nach dem allgemein gängigen Schönheitsideal die Latte so unerreichbar hoch legen, dass es zwangsläufig nur im Frust enden kann.

Egal wie dünn man wird, es fühlt sich immer so an, als lauere das Fett nur darauf, sich auf den Hüften wieder häuslich einzurichten. Wie es das anstellt? Am einen Tag ist der Bauch noch … na gut, vielleicht nicht ganz flach, aber auch nicht so, dass er als Rammbock eingesetzt werden könnte. Wenn man sich anständig hinstellt und das Diaphragma bis zum Hals hochzieht, sieht man richtig gut aus. Man bekommt viele Komplimente und manchmal, als ultimativen Todesstoß, sogar auch einen tollen Freund (der Fettmacher schlechthin). Und ehe man sich versieht, kriegt man den »Wow, ich bin sexy und schlank und kann essen, was ich will«-Höhenflug. Wenn man aus diesem Blackout wieder erwacht, hat man sämtliche Hosen verschenkt bis auf die Jogginghosen mit Gummizug oder Kordel. Als Nächstes benutzt man Eiscreme als Dip für die Schokokekse und denkt dabei »Hey, was kann so ein bisschen Buttermilcheis schon ausmachen?«. Und wenn man merkt, was läuft, hat man längst (wieder) fünf Kleidergrößen mehr und kann noch mal von vorn anfangen. Aber man fängt nicht einfach von vorn an, nein, man fängt zum 4747. Mal von vorn an. Was für eine tolle Leistung! Glückwunsch. Gut gemacht.

»Oh Gott, ich heirate bald« und andere Gründe, sich zu Tode zu hungern

Klassentreffen, Geburtstage, Familientreffen, neue Jobs und andere Entsetzlichkeiten können den Wunsch nach dem Magerlook à la Kate Moss in uns auslösen. Diäten sind Akte aufrichtiger Verzweiflung, die häufig im Vorfeld besonders einschneidender Erlebnisse in Angriff genommen werden, nach dem Motto: »Oh Gott, er hat mir einen Antrag gemacht. Ich darf ab sofort keinen Bissen mehr essen!« Hochzeiten rangieren ganz oben auf der Liste der Gründe für kategorische Nahrungsverweigerung – die Leistungsfähigkeit stürzt ins Bodenlose ab, während die Stimmungsschwankungen geradezu schwindelnde Höhen erreichen, wenn wir uns von nichts als Karotten ernähren. Dieses Essverhalten versetzt einen in ein nahezu konstantes Stadium des PMS, das einen zum Brautmonster mutieren lässt. Wenn Sie schon um jeden Preis diese vier oder fünf Kilo vor der Hochzeit loswerden wollen, erledigen Sie das wenigstens rechtzeitig vor dem Junggesellinnenabschied. Vielleicht im Jahr zuvor oder so.

Aber vielleicht haben Sie gar nicht vor zu heiraten, sondern sind nur zufällig Ihrem Exfreund in die Arme gelaufen oder haben beim Ausverkauf gnadenlos zugeschlagen. Dieses sexy kleine Schwarze, das um 50 Prozent runtergesetzt war, *musste* einfach her, egal ob der Reißverschluss zuging oder nicht. Immerhin ist in zwei Wochen Silvester, und Sie haben nichts anzuziehen. Also nehmen Sie sich am 15. Dezember knallhart vor, sich ab sofort nur noch von Zitronensaft, Cayennepfeffer und Ahornsirup zu ernähren. Prima, Silvester kommt, und Sie passen tatsächlich in dieses Kleid, glücklich sind Sie aber trotzdem nicht. Wieso? Weil Sie sich tief im Innersten immer noch fett fühlen. Im März hängt das Kleid längst in der hintersten Ecke Ihres Kleiderschranks und erinnert Sie daran, dass Neujahrsvorsätze nie funktionieren. Nie. Also sehen wir uns mal genauer an, was wir uns selbst und unserem Körper mit den ständigen Abnehmversuchen antun.

Bekenntnis
von B-FAB Mary

Irgendwann sah ich mich zufällig in dem Ganzkörperspiegel im Schlafzimmer meiner Schwester. Ich war absolut entsetzt, und mir war schlagartig klar, warum ich selber keinen Ganzkörperspiegel besitze. Ich war gerade 35 geworden und frisch von meinem Freund getrennt. Deshalb war ich der Ansicht, dass der einzige Weg, die Kontrolle über mein Leben wenigstens ein Stück weit zurückzugewinnen, die South-Beach-Diät war. Alle schwärmten davon, also wagte ich den Sprung. Nach acht Wochen hörten meine Familie und Freunde auf, gemeine Bemerkungen über meinen fetten Arsch zu machen, und ich sah absolut toll aus. Wir waren unterwegs in die Weihnachtsferien, und ich war entschlossen, einen großen Bogen um das Kartoffelpüree und die Truthahnfüllung meiner Mutter zu machen. Tja, es hat nicht sonderlich gut funktioniert. Mitte Februar war alles wieder drauf. Ich zerrte die größeren Hosen aus dem Winkel meines Kleiderschranks, in den ich sie für immer verbannt gehofft hatte. Ich nenne es die Wiederauferstehung der Fettarschhosen. Heute weiß ich, dass ich ein paar Kilo zu viel auf den Rippen habe, aber ich lehne es strikt ab, mich den Torturen einer Diät noch einmal auszusetzen.

Namen – nur Schall und Rauch

Wir B-FABs plagen uns mit irgendwelchen schicken Diäten herum, um so etwas wie ein Gefühl der Zugehörigkeit zu entwickeln. Häufig sind Diätprogamme mit wohlklingenden Namen oder Orten verknüpft, damit wir uns ausmalen, zu tollen, glamourösen Hotspots wie Hollywood, dem Mittelmeer, South Beach oder den Hamptons düsen zu können, wenn wir die lästigen Pfunde erst einmal losgeworden sind. Scheinbar warten wir noch immer darauf, dass sich unser Leben wie durch ein Wunder verändert und die Fantasie zur Realität wird, unabhängig davon, wie viele Diäten wir unserem Körper schon zugemutet und wie viele Wechsel zwischen fetten und mageren Jahren wir schon hinter uns haben. Tabletten und Pülverchen, Mixturen und Gewichtsverlust versprechende Apparate und Systeme – sie alle vermitteln dieselbe Botschaft: »Wenn Sie erst einmal schlank sind … dann beginnt ein völlig neues Leben für Sie. Ihr Märchen fängt genau heute an. Werden Sie Mitglied bei uns, und Sie bekommen nicht nur eine schmale Taille und einen ansehnlichen Hintern, sondern als Draufgabe zu diesem einzigartigen Sensationsangebot … auch noch den perfekten Ehemann und einen Traumurlaub. Ihr Leben wird wunderschön sein, ein regelrechter Glücksrausch. Rufen Sie jetzt an. Zögern Sie nicht. Unsere Mitarbeiter am Telefon sind jederzeit für Sie da.«

Alternative Diät-Beschäftigungen

- Lassen Sie sich eine Glanztönung machen. Damit sehen Sie wochenlang super aus.

- Schlafen Sie mit Ihrem Freund, und genießen Sie es in vollen Zügen.
- Überlegen Sie, welche Ihrer Sachen Sie bei eBay oder Amazon verkaufen könnten.
- Buchen Sie für sich und ein paar Freundinnen einen Silvestertrip in die Karibik.
- Überlegen Sie sich gut (sprich, stundenlang), ob Ihnen der Scheitel auf der anderen Seite besser stehen würde.
- Schicken Sie diesem tollen neuen Typen nach dem zweiten Date 100 Dankesmails.

Weg vom Tisch

»Ich liebe jede Art von Brot. Immer wenn ich Lust auf Junkfood habe, will ich salziges Zeug wie Erdnüsse oder Kartoffelchips. Ich liebe Essen und finde, dass Essen etwas ist, was man genießen sollte. Ich esse alles, was ich will, aber eben *in Maßen*«, sagt Tyra Banks. Das mag schwer vorstellbar sein. Was daran liegt, dass für die meisten B-FABs exzessives Essen die einzige Möglichkeit ist, drohender Arbeitslosigkeit oder übellaunigen Partnern zu entfliehen. Und hinzu kommt dieses schlechte Gewissen, das uns unsere Eltern so erfolgreich eingeimpft haben. »In Afrika hungern die armen Kinder, iss gefälligst auf!« Also lecken wir brav unseren Teller leer, um einem bitterarmen Waisenkind irgendwo auf der Welt zu helfen, bevor wir in unser Zimmer gehen und mit unserer Barbie spielen. Während unsere Schenkel und Hinterteile immer fetter werden, hassen viele von uns insgeheim Barbies mageren Hühnerarsch. Viele junge B-FABs haben rebelliert, indem sie ihre Barbies mutwillig demolierten – sie haben das lange Blondhaar angezündet, ihnen die Köpfe abgerissen oder sie in die Mikrowelle gesteckt.

Behalten Sie's für sich

Mit Diäten ist es wie mit Schuhen. Die Sohlen laufen sich durch, und irgendwann verfrachtet man sie mit einem Tritt in die Ecke und zieht stattdessen ein Paar heiße Stilettos an. Am einen Tag machen Sie eine Trinkkur, am nächsten gibt es nur Speck. Wer braucht so etwas? Das ist doch eine völlig sinnlose Quälerei. Andererseits kann man mithilfe einer eingeschränkten Kalorienzufuhr wie durch Zauberhand ein paar Pfunde loswerden. Verraten Sie aber bloß keinem, dass Sie auf Diät sind. Dadurch entsteht viel zu viel Druck. Sagen Sie: »Ich mache keine Diät, sondern bestelle mir nur Tomaten anstelle von Kartoffeln.« Oder lassen Sie einen Rest auf dem Teller, und wenn es nur der Nachschlag ist.

Probieren Sie's aus

Noch ein B-FAB-Tipp: Alles einmal ausprobieren. Wie unsere Grande Dame Mae West so schön sagte: »Ich probiere alles einmal aus, ein zweites Mal, wenn es mir gefällt, und ein drittes Mal, nur um ganz sicher zu sein.« Gehen Sie also zumindest einmal ins Fitnessstudio, schlafen Sie einmal mit diesem Kerl, und tauchen Sie einmal Ihren Finger in den Schokoladenbrunnen. Wenn Sie jede Kalorienbombe auf der Welt nur ein einziges Mal probieren, werden Sie garantiert nicht an Fettleibigkeit sterben. Vorschlag: Sie suchen sich einen Tag pro Woche aus, an dem Sie sich Ihre Lieblingsspeisen in beliebiger Menge genehmigen. Das ist übrigens Elizabeth Taylors Erfolgsrezept – einmal pro Woche nach Herzenslust schlemmen. »Wenn ich Diät halte, halte ich Diät. Und wenn ich einen Orgasmus habe, habe ich einen Orgasmus.« So ihre

Worte. Wir wissen zwar nicht genau, was sie uns damit sagen will, aber es hört sich trotzdem klasse an. Und nachdem sie mindestens schon zehnmal fast gestorben ist und auf sieben Ehen zurückblicken kann, ist sie wohl Beweis genug dafür, dass Zügellosigkeit die richtige Strategie ist.

Also, noch einmal zusammengefasst: Wir halten keine Diät mehr. Vielleicht nehmen wir etwas weniger Salz zu uns. Die Wahrheit sieht so aus: Wenn Sie künftig zu uns gehören wollen, müssen Sie einen Schwur leisten: »Ich, Soundso, gelobe, dass ich nie wieder eine Diät machen werde.« (Nennen Sie jede zukünftige Diät einfach »Ernährungsprogramm«.) Wenn Sie das laut aussprechen, heißen wir Sie herzlich im Klub der Big Fat Ass Babes willkommen! Unser Big-Fat-Ass-Bonusgeschenk und das Handbuch erhalten Sie in Kürze. Sollten Sie beim Eintritt in den Klub gerade irgendeine Diät beendet haben, ist es wichtig, dass sie rasch wieder auf die Beine kommen – am besten mithilfe von Kohlehydraten. Haben Sie die Atkins-Diät versucht? Wenn ja, dann tun Sie uns aufrichtig leid. Denn sie funktioniert so: Es gibt Speck und Käseomeletts zum Frühstück, Mittag- und Abendessen. Man nimmt in zwei Wochen fünf Kilo ab! (»Jippiee! Es funktioniert!«) Man bleibt zwei weitere Monate dabei, in denen man ebenso gut seine eigenen Muskeln aufessen könnte. (»Oh, Mist, ich bin schon wieder bei einem Vorstandsmeeting umgekippt!«) Man fängt an, Kohlehydrate in sich hineinzustopfen, um auf den Beinen zu bleiben. Damit kehren die Pfunde noch schneller zurück als vorher, und innerhalb eines einzigen Monats hat man mindestens sieben Kilo wieder drauf. (»Ich glaube, ich muss jemanden töten.«)

Eigentlich gibt es gar nicht sooo viele Diäten. Wir konnten nur eine Handvoll finden:

3D-Diät
Ananas-Enzym-Diät
Apfelessig-Diät
Atkins-Diät
Blutgruppen-Diät
Body-for-Life-Diät
Dinner Cancelling
FDH
Fit-for-Life-Diät
Glyx-Diät
Grapefruit-Diät
Hollywood-Diät
Kohlsuppen-Diät
Kreta-Diät
L.A.-Diät
Low-Carb-Diät
Low-Fat-30-Diät
Markert-Diät
Mayo-Diät
Metabolic-Balance-Diät
Mittelmeer-Diät
Montignac-Diät
New-York-Diät
Nulldiät
Pritikin-Programm
Kurzfasten
Pfundskur
pH-Diät
Saftfasten
Scarsdale-Diät
Sears-Diät
Shangri-La-Diät
Sieben-Körner-Kur
Slim-Fast-Diät
Sonoma-Diät
South-Beach-Diät
Stoffwechsel-Diät
Trennkost
WeightWatchers
Zitronenkur
Zuckerknacker-Diät

Lassen Sie sich nicht verarschen

Hier ist noch ein weiterer Grund, warum Abnehmen so schwierig ist: verführerische Sensationsangebote in Zeitschriften und millionenschwere Werbespots, die uns mit den herrlichsten Köstlichkeiten locken. Halten Sie sich stets vor Augen, welche Gehirnwäsche die Medien mit uns betreiben. Sie wollen uns Tabletten, Pülverchen und Dinge wie den Magic Bullet Mixer andrehen. Machen Sie sich klar, dass all diese Fernsehspots eine Horde von verfressenen Fanatikerinnen aus uns machen. In diesen Spots geht es ständig hin und her, von Diätprodukten zu Fast-Food-Kost und wieder zurück. In der einen Sekunde halten sie uns saftige Burger vor die Nase, in der nächsten folgt ein Spot für irgendwelche Proteinshakes, die das Abnehmen erleichtern sollen. Wie soll man sich da verhalten? Sie zoomen mit der Kamera auf all die saftigen Steaks, die Pasteten, Pommes und cremigen Shakes, sodass wir jede Erbse einzeln sehen können. Und am Ende des Spots sitzen wir wie benommen und sabbernd auf dem Sofa. Wenn nach der Werbepause das Programm weitergeht, können wir an nichts anderes denken als an diese Großaufnahme des Burgers, düsen sofort nach dem Ende der Sendung zum nächsten Drive-in und ruinieren mit einer spätabendlichen Fressorgie einen perfekten Diättag.

Die Gesetzgebung zur Werbung sollte dringend geändert werden. Schließlich wurde ja auch die Werbung für Zigaretten abgeschafft, weil sich herausstellte, dass Krebs vielleicht doch nicht so sexy ist. Überlegen Sie doch mal: Ist Werbung für Junkfood nicht genauso schädlich und gefährlich für B-FABs, die sich all dem zu entziehen versuchen? Verschont uns, ihr Medienleute. Und bringt uns nicht gegen euch auf. Genau aus diesem Grund halten wir es für die perfekte Lösung, uns in großem Rahmen als Big Fat Ass Babes zu organisieren. Zeigen wir, dass wir mächtiger sind als dieses große gelbe M auf dem Dach. Wussten Sie eigentlich, dass die Farben Rot und Gelb das Unterbewusstsein zum Essen anregen? Und wussten Sie, dass Kentucky Fried Chicken in einem ihrer Werbespots mal einen hohen, nur für Kinderohren wahrnehmbaren Pfeifton integriert hatte, der die Kids dazu bringen sollte, die Hühnerbude unbedingt besuchen zu wollen? (Das stimmt, ganz ehrlich. Das kam in den Nachrichten.) Kurz gesagt: Widerstehen Sie der Versuchung, und bewahren Sie Ihren Körper vor einem weiteren Jo-Jo-Jahr.

Wenn Sie erst einmal entschlossen sind, sich keine Diät mehr zuzumuten, finden Sie vielleicht endlich ein Ernährungskonzept, das wirklich funktioniert. Die einfachste Lösung ist diese hier: Suchen Sie sich etwas zu essen, was Sie zufrieden macht und halbwegs kalorienarm ist, sodass sich Ihr Prachtarsch in einigermaßen erträglichen Grenzen hält. Das war das A und O von Janettes Kochsendung auf Food Network.

Janettes Rezept für Käsemakkaroni wurde sogar in der Zeitschrift *Fitness* in dem Artikel »Die 5 leichten Lieblingsgerichte der Top-Gourmetköche« abgedruckt. Gourmetkoch. Janette! Wir wollen nicht angeben … wir sagen es nur. Das Geheimnis ihrer Makkaroni ist, dass sie nur etwa halb so viel Fett und Kalorien, dafür aber einen beinahe doppelt so hohen Anteil an Ballaststoffen haben wie das übliche Rezept. Es ist sogar Gemüse drin. (Denken Sie an die empfohlenen fünf Portionen am Tag … Das kann ziemlich schwierig sein, deshalb versucht Janette, sie uns als etwas Leckeres unterzujubeln.)

Janettes Käsemakkaroni

Für 6 Portionen

- 350 g Makkaroni
- 120 ml Weißwein
- 4 rote Paprikaschoten, entkernt und in dünne Streifen geschnitten
- 500 g gelben Kürbis, in dünne Streifen geschnitten
- 2 mittelgroße Gemüsezwiebeln, gewürfelt
- 1 Knoblauchzehe, fein gehackt
- 3 TL Salz, plus eine Prise zum Abschmecken
- 1 EL Butter
- 2 EL Mehl
- 2 TL Senf
- 240 ml Magermilch
- ½ TL getrockneten Thymian
- Frisch gemahlener Pfeffer

- 450 g fettreduzierten Ricotta (oder anderen fettreduzierten Frischkäse)
- 50 g geriebenen Parmesan
- 40 g Semmelbrösel

Den Backofen auf 160 Grad vorheizen.
Einen großen Topf mit gesalzenem Wasser zum Kochen bringen und die Makkaroni darin bissfest garen. Mit kaltem Wasser abschrecken und in den Topf zurückgeben.
In der Zwischenzeit den Wein in einer antihaftbeschichten Pfanne bei mittlerer Hitze erwärmen. Paprika, Kürbis, Zwiebeln, Knoblauch, 2 TL Salz hinzugeben und 10–12 Minuten dünsten. Ggf. etwas Wasser hinzugeben. Das Gemüse in ein großes Sieb abgießen, Flüssigkeit auffangen. Das Gemüse zu den Makkaroni geben. Den Gemüsesud beiseitestellen.
Butter in einer Pfanne bei mittlerer Hitze zergehen lassen. Mehl und Senf hinzugeben und unter ständigem Rühren 2–3 Minuten kochen. Anschließend Milch und den Gemüsesud langsam unterrühren. Mit Thymian und 1 TL Salz würzen und weitere 4–5 Minuten kochen. Abschließend abschmecken und mit Salz und Pfeffer nachwürzen.
Den Ricotta bzw. Frischkäse in einer großen Schüssel glatt rühren und portionsweise unter die Soße heben. Mit der Makkaroni-Gemüse-Mischung vermengen, in eine antihaftbeschichtete Auflaufform geben und mit Parmesan bestreuen. Die Semmelbrösel darübergeben und etwa 35 Minuten backen, bis eine goldbraune Kruste entstanden ist. Sofort servieren.

Pro Portion (ca.):

477 Kalorien
10,9 Gramm Fett
7 Gramm Ballaststoffe

Janettes Geheimnis beim Kochen ist ganz einfach: Das Fett reduzieren und den Ballaststoffanteil erhöhen. Weißmehl durch Vollkornmehl ersetzen. Wann immer Sie ein Rezept lesen, überprüfen Sie, ob sich die fettreichen Zutaten durch etwas Gesünderes ersetzen lassen. Es gibt keinen Grund, sich für immer von Fettuccine Alfredo zu verabschieden, man muss nur eine neue Zubereitungsart dafür finden. Und genau das hat Janette getan.

Janettes Spaghettikürbis »Alfredo«

Für 4 Portionen

- 1 großer Spaghettikürbis (gekocht ca. 1 Kilo)
- 2 TL Olivenöl
- 1 große weiße Zwiebel, gewürfelt
- 115 g fettarmen Frischkäse
- 115 g fettreduzierten Sauerrahm
- 115 g geriebenen Parmesan
- 1½ TL Salz
- ½ TL frisch gemahlenen Pfeffer
- 4 große Salbeiblätter, fein gehackt
- ¼ TL frisch geriebene Muskatnuss

Den Spaghettikürbis im Ganzen lassen und mit einem Messer oder einem Spieß die Haut an mehreren Stellen einritzen. In eine geeignete Schüssel geben und bei hoher Temperatur 13–15 Minuten in der Mikrowelle dünsten, dabei einmal umdrehen. Herausnehmen, etwas abkühlen lassen, halbieren und die Kerne entfernen. Mit einer Gabel das Kürbisfleisch auslösen und beiseitestellen. Die Haut wegwerfen.

Öl in einer großen antihaftbeschichteten Pfanne erhitzen, die Zwiebel hineingeben und etwa 5 Minuten dünsten, bis sie glasig wird. Frischkäse, Sauerrahm und Parmesan hinzufügen und unter Rühren aufkochen lassen. Das Kürbisfleisch hinzugeben, mit Salz und Pfeffer würzen und vorsichtig rühren, bis der Kürbis heiß ist. Salbei und Muskat dazugeben, gut unterrühren und vom Herd nehmen. Sofort servieren.

Pro Portion (ca.):

204 Kalorien
9,1 Gramm Fett
3 Gramm Ballaststoffe

Die Macher von Diätprogrammen versuchen nur, Sie durcheinanderzubringen. Sparen Sie sich das Geld, und gehen Sie lieber ins Kino. Kaufen Sie sich eine kleine Tüte Popcorn, und sehen Sie sich eine romantische Schnulze an. Kaufen Sie Mineralwasser anstelle einer Cola. Und lassen Sie die Finger von Gummibärchen, Schokozeug und Studentenfutter. »Bestellen Sie nie etwas, was mehr wiegt als Sie selbst«, sagte Erma Bombeck so schön.

Mein Leben – eine Diät

Bekenntnisse eines Gründungsmitglieds von Janette Barber

Über Diäten weiß ich alles, was ein Mensch nur wissen kann. Ich habe so ziemlich jede ausprobiert, die es gibt, und ungefähr 1337 Pfund abgenommen – bisher. (Immerhin bin ich ein B-FAB, daher die astronomischen Zahlen.) Während ich dieses Buch schreibe, liegt mein Gewicht bei … Moment, ich muss nur kurz die Schuhe ausziehen … und meine Uhr ablegen und die Ringe und jetzt noch die Brille. Und dann noch die Socken und, ich meine, wer braucht schon einen BH mit Bügel! Nur einen Moment noch, während ich mein Höschen ausziehe. So. Nicht hinsehen. Also, ich wiege 73,16 Kilo (das mag auf den ersten Blick viel erscheinen, ist es aber für mich nicht. Im Gegenteil.) Ich habe mir die Rosinen aus beiden Welten herausgepickt. Einerseits die allgemeine Aufmerksamkeit und die Befriedigung, so viel Gewicht verloren zu haben, und auf der anderen Seite den glücklichen Umstand, dass ich meinen fetten Arsch immer noch für alles verantwortlich machen kann.

Also, ich werde Ihnen die Wahrheit über Diäten verraten. Sie funktionieren alle. Zumindest eine Zeit lang. Wenn Sie die Beverly-Hills-Diät machen und nichts als Obst essen, nehmen Sie selbstverständlich ab. An meinem Ananas-Tag bekam ich Bläschen am Mund, am Wassermelonen-Mittwoch wurde mir leicht übel … aber ich nahm ab. WeightWatchers, Fit for Life, die magische Kohlsuppendiät. All das funktionierte. Mit sieben Jahren wog ich 52 Kilo, mit 13 waren es gut 90, und mit 20 brachte ich rund 125 Kilo auf die Waage. Es mag nicht jedem B-FAB so ergangen sein, aber bei mir war es jedenfalls so.

Es ist ausgeschlossen, länger als zehn Minuten mit mir zusammen zu sein, ohne mein aktuelles Gewicht zu erfahren. Es ist ein so wesentlicher Teil meiner Identität geworden, dass ich es den Leuten erzählen muss, selbst wenn ich sie gerade erst kennenlerne und sie keine Ahnung haben, wie ich aussah, als ich noch viel dicker war. Ich bin stolz darauf. Ich finde mein Gewicht gut und verteidige es eisern. »Ich bin zu fett«, so mein Standardspruch. Außerdem (wenn ich ganz ehrlich bin, was ich zugegebenermaßen nur sehr ungern sein möchte) erwähne ich es auch deshalb so unverblümt und häufig, um von der Tatsache abzulenken, dass ich bis zum heutigen Tag keine zartgliedrige Fee bin. Ich schaffe es, diese knapp 50 Kilo weniger zu halten, alles andere ist ein ständiges Auf und Ab.

In der achten Klasse begann meine Diätlaufbahn. Ich bin in einem Farmhaus mitten im Nirgendwo aufgewachsen, wo es weder Freunde noch Nachbarn noch Verwandte und auch keinen Fernseher oder Kassettenrekorder gab. Niemand verirrte sich zu uns. Geschlagene fünf Jahre war ich allein mit meinem Vater, meiner Schwester und meiner Großtante Martie. Mein Vater impfte uns entsprechend. »Traut keinem. Die Leute wollen einem nur Böses. Sie wollen dir nur abknöpfen, was du besitzt. Du darfst niemandem vertrauen, außer mir und deiner Schwester«, bläute er uns ein. Dann kam ich in die Schule, traute keinem über den Weg, redete mit niemandem – und wurde prompt von allen gehänselt, weil ich den Mund nicht aufbekam. Später, als sich mein Umfang in diesem ersten Jahr verdoppelt hatte, wurde ich ausgelacht, weil ich so fett war.

Ich wollte gemocht werden, also setzte ich mich selbst auf

Diät. Anfangs bastelte ich mir meine eigenen Ernährungskonzepte – und zwar die gesamte Palette von Ab-morgen-esse-ich-keinen-Bissen-mehr bis hin zu Nichts-als-gekochte-Eier. Diese Versuche dauerten natürlich nie lange an, und am Ende hatte ich immer mehr auf den Rippen als vorher. Als Studentin an der Temple University in Philadelphia erreichte ich mein Höchstgewicht. »Moby Judy, der fette Wal« oder »Janette, das Fressmonster« nannte man mich im Wohnheim. Zu dieser Zeit waren rund 30 000 Studenten an der Uni eingeschrieben, von denen jedoch nur rund 3000 auf dem Campus lebten. Die Wohnheime waren vorwiegend von Footballspielern und Cheerleadern bevölkert. Und ich dazwischen. Ich war todunglücklich, sogar noch unglücklicher als während meiner Kindheit in der ländlichen Abgeschiedenheit. Ich hatte immer gefuttert, um meine Niedergeschlagenheit zu verbergen, doch in Philadelphia erreichte meine deprimierte Stimmung einen historischen Tiefstand. Ich war so unglücklich ... dass ich nichts essen konnte. Was sensationell war!

Ich fing mit meiner neuen Diät an – der »Wohnheim-Diät«, wie ich sie nannte. Eines Morgens schlenderte ich am Frühstücksbüfett entlang, und keiner war überraschter als ich selbst, als ich am Ende lediglich mit einer Portion Rührei und drei Gläsern Grapefruitsaft dastand. Den Rest des Tages hatte ich keinerlei Verlangen, etwas zu essen. Innerhalb kürzester Zeit wurde dieses Nichtessen regelrecht zur Obsession und beschäftigte mich genauso wie früher das ständige Futtern. Nach der ersten Woche begann ich mitzuzählen. »Schon seit acht Tagen habe ich nichts anderes gegessen als Rührei.« Und so ging es immer weiter. »Ein Monat, zwei Wochen, vier Tage und siebzehn Stunden und nichts als ein bisschen Rührei.« Meine Wortbeiträge in dieser Zeit waren, gelinde gesagt, sterbenslangweilig, und Sylvia, meine Zimmergenossin, hätte einen Orden verdient. »Sylvia, rate mal, wie lange es jetzt her ist, seit ich das letzte Mal etwas anderes gegessen habe als Rührei? Wie viele Stunden? Rate! Sylvia? *Sylvia?*«, drangsalierte ich sie.

Anfangs reichte es aus, nichts zu essen. Seit Monaten hatte ich mich nicht mehr so gut gefühlt. Noch mal zur Erinnerung … »Moby Judy« war zutiefst deprimiert gewesen. Rückblickend betrachtet bin ich sicher, dass sich meine Stimmung gebessert hatte, weil da endlich etwas war, was ich unter Kontrolle hatte – solange ich mit eiserner Härte dabei blieb. Nach wenigen Tagen zeigte das Ganze Wirkung – ich nahm ab. Meine Hosen saßen lockerer, und ich fühlte mich wohler in meiner Haut. Das hielt mir vor Augen, was ich gewinnen konnte, wenn ich ernsthaft zu hungern anfing. Ich machte mir nicht die geringsten Sorgen, sondern hatte das Gefühl, topfit zu sein und alles perfekt im Griff zu haben. Innerhalb von zwei Monaten verlor ich über 20 Kilo. Dann wurde ich zügellos, wollte noch schneller abnehmen und nahm praktisch überhaupt nichts mehr zu mir, bis auf die zwei Gläser Grapefruitsaft am Morgen. Sieben Tage später verließ mich mein »eiserner Wille«. (Ich hätte nicht gedacht, dass ich so etwas überhaupt besitze. Stattdessen fühlte es sich eher so an, als sei ich eines Morgens einfach aufgewacht und hätte durch einen glücklichen Umstand weniger gewogen.)

Im Jahr darauf verliebte ich mich unsterblich, auch wenn ich mich natürlich nicht traute, mich meinem Angebeteten zu offenbaren. Er war sogar nett zu mir. Wir waren Freunde! Doch dann kam es zum Zerwürfnis. Ich war so aufgewühlt, dass ich nichts essen konnte. Herrlich! Vielleicht eine etwas drastische Methode, aber eine erheblich zügigere als Weight-Watchers. Selbst heute sage ich hin und wieder zu meinem Freund: »Barry, Schatz, wenn du mich aufrichtig lieben würdest, würdest du mich eiskalt sitzen lassen und mir das Herz brechen, damit ich ganz viel abnehmen kann.« (Natürlich würde ich von ihm erwarten, dass er mich anruft und ausführt, wenn ich erst einmal dünn bin.) Der springende Punkt ist, dass es einfacher ist, an gebrochenem Herzen zu leiden, als sich an eine Diät zu halten. Mir hat mein gebrochenes Herz jedenfalls geholfen, noch einmal etliche Kilos loszuwerden.

Dann geriet mein Gewichtsverlust ins Stocken. Bis ich im darauffolgenden Jahr mit den Diätpillen anfing. Das Zeug war absolut irre, wie Speed. Es war direkt nach dem College. »Ich habe ein Jahr lang praktisch jeden Tag Speed genommen«, sage ich immer. Wahrscheinlich sogar länger, bestimmt zwei Jahre. (Die Jahre vergingen wie im Flug!) Anfangs schlief ich fast überhaupt nicht mehr. Stattdessen lag ich in meinem ersten, ziemlich schäbigen Apartment in der Diamond Street in Philadelphia und hörte, wie mein Herz in den Ohren wummerte, während ich in eine Art Erschöpfungsdämmer verfiel, den man wohl kaum als Schlaf bezeichnen kann. Meistens döste ich gegen fünf oder sechs Uhr morgens ein, um acht stand ich wieder auf und fühlte mich, als hätte mir einer mit der Schaufel eins übergezogen. Also warf ich eine Tablette ein. Dann traf ich mich mit meiner Freundin Anne Marie, die unglaublich hübsch und süß war ... und ein Auto hatte. Die Praxis des Arztes war sehr einfach zu finden, weil sich die Schlange nervöser Frauen meistens den gesamten Block entlangzog. Wir stellten uns an und kamen erstaunlich schnell vorwärts. Wenn man das Wartezimmer betrat, ging im Minutentakt die Tür zum Untersuchungszimmer auf, und eine Sprechstundenhilfe rief: »Die Nächste, bitte!« Es lief wie am Fließband. Eine Sprechstundenhilfe wog einen, eine zweite maß den Blutdruck. Wenn man schließlich zum Arzt kam, sagte dieser: »Sie haben diese Woche fast fünf Kilo abgenommen. Geht's Ihnen gut?« Natürlich interessierte es ihn in Wahrheit nicht die Bohne, und alle Frauen antworteten selbstverständlich »Ja«. Dann drückte er einem einen Umschlag mit den Pillen in die Hand, und schon stand man wieder auf der Straße. Wir stiegen in den Wagen, öffneten unsere Umschläge und spähten hinein – Tabletten in Form von Weihnachtsbäumen, rosa Füßen (das waren meine Lieblingsteile), weißen Kreuzen oder schwarzen Pferdchen (die konnte ich überhaupt nicht leiden). Damals schaffte ich es auf knapp unter 68 Kilo und damit rund 56 Kilo weniger als an meinem ersten »Rührei und Grapefruitsaft«-Tag.

Jeden Morgen warf ich eine Pille ein und musste mich dann erst noch einmal eine halbe Stunde hinlegen. Ich fühlte mich wie ein Güterzug, der mühsam, Zentimeter für Zentimeter, einen endlos langen, steilen Berg hinaufkeucht. Um halb neun, also exakt eine halbe Stunde später, hatte ich den Berg erklommen … und begann zu fliegen. Ein geschlagenes Jahr lang. Alles war so unglaublich spannend. Ich redete mit niemandem darüber. Ich rauchte drei Schachteln Zigaretten am Tag. Essen stand nicht auf dem Plan. Kein Gedanke daran. Ein Glück, dass ich noch so jung war, sonst wäre mir eines Tages bestimmt der Schädel explodiert.

Mit Ende 20 zog ich nach New York, und mein Gewicht pendelte in den nächsten zehn Jahren zwischen 68 und 75 Kilo, weil ich mich an Diäten mit wohlklingenden Namen wie Bahamas-Diät, Fit for Life oder die Atkins-Diät hielt. Ich habe alle durchprobiert. 1989 wurde ich von einer Werbeagentur engagiert, die mir 2000 Dollar dafür zahlte, dass ich mit Slim-Fast anfing. Ich und 14 weitere Frauen. Wir mussten das Zeug trinken und alle zwei Wochen kommen, um uns in einem affenscharfen rosa Trikot fotografieren zu lassen, und zwar ohne Strumpfhosen. Eine wirksamere Motivation kann man sich wohl kaum einfallen lassen. Ich verlor doppelt so viel Gewicht wie alle anderen. Und das war mein Erfolgsgeheimnis: Ich schummelte. Wir sollten zum Frühstück einen Slim-Fast-Shake trinken, dann einen Slim-Fast-Riegel und ein Glas entrahmte Milch dazu. Zu Mittag sollte es einen weiteren Shake geben, gefolgt von einer ausgewogenen Mahlzeit zum Abendessen. Aber ich hatte eine bessere Idee. Die Riegel hatten weniger Kalorien als die Shakes, also beschloss ich, die Shakes gleich als Erstes vom Speiseplan zu verbannen! Ich verputzte die Riegel, aber wieso entrahmte Milch, wo Wasser doch viel weniger Kalorien, nämlich überhaupt keine, hat? Die »ausgewogene« Abendmahlzeit bestand für mich über einen Zeitraum von fünf Monaten aus einer staubtrockenen Kartoffel und einem grünen Salat mit ein paar Spritzern Essig darüber. Auf diese Weise verlor ich rund 20 Kilo. Dann fingen die Ohnmachtsanfälle an. Beim ersten Mal war ich mit meinem neuen Freund, den ich mir angelacht hatte, in Maryland. Ich ging vor dem Haus eines Freundes von ihm auf dem Bürgersteig entlang und kippte einfach um. Nach ein paar Minuten war ich zwar wieder auf den Beinen, aber im Lauf der nächsten Wochen kippte ich pausenlos aus den Latschen. Irgendwann zählte ich zwei und zwei zusammen und fing wieder an zu essen, nachdem ich fast ununterbrochen ohnmächtig wurde. Den Slim-Fast-Leuten kann ich keinen Vorwurf machen, weil ich wesentlich weniger zu mir genommen hatte als angegeben. Am Ende meiner Version dieser Diät war ich bei knapp 58 Kilo angekommen, ein Gewicht, das ich etwa eine Woche lang hielt. Es dauerte acht oder neun Jahre, bis ich wieder bei 87 Kilo war. Seither ging es runter auf 75, hoch auf 80, runter auf 67, hoch auf 79 und jetzt, Achtung Trommelwirbel … wieder runter auf 73,16.

Es gibt da einige Sachen in meinem Schrank, die mich davon träumen lassen, es wieder auf 68 Kilo zu schaffen, aber mal ganz ehrlich, im Grunde ist es mir schnuppe. Ich achte darauf, was ich esse, weil ich mich gern gesund ernähren möchte. Ich achte auf Bewegung und mache Stretching, damit ich auch mit 70 noch beweglich bin, aber ansonsten sehe ich gut aus, finde ich. Meiner Meinung nach habe ich mir eine Zwei in einem Fach verdient, in dem ich früher immer glatt durchgefallen bin. Das ist gut genug für mich. Ich bin es leid, dass mein Gewicht das Thema Nummer eins in meinem Leben ist. Ich bemühe mich, tue, was ich kann, und freue mich ansonsten des Lebens. Keine Drogen, keine Medikamente, keine Ohnmachtsanfälle, keine schlaflosen Nächte. Nur ich, die sich liebt, wie sie ist. Ich und mein Arsch. Ein Spitzenduo.

Arsch-Gymnastik

Was könnte attraktiver sein als ein B-FAB in den Vierzigern, das sich an der Rudermaschine den Hintern abtrainiert und schnauft und keucht und lieber sterben würde, als zuzugeben, dass ihre Eltern mit ihrer Warnung, lieber die Finger von den Zigaretten zu lassen, recht hatten? Wann immer man ein Fitnessstudio betritt, ist die Versuchung da, sich mit all den dünnen, muskulösen Mädels zu vergleichen, für die Training der Lebensinhalt ist. Diese nervtötenden Fitnesshäschen verdienen zweifelsohne Hochachtung für ihren Fleiß und ihre Ausdauer, trotzdem haben wir nicht das Bedürfnis, diejenigen zu sein, die sie ihnen zollen müssen. Fitnesshäschen waren nämlich immer gemein zu uns. Mit »uns« meine ich uns fette Kinder. Mittlerweile haben wir das Trauma zwar überwunden – logisch! Und eigentlich meinen wir es auch nicht (ganz) ernst, weil wir wissen, wie viele nette und anständige Sportbegeisterte es gibt – auch wenn wir noch nie einer über den Weg gelaufen sind. Wir, die Autorinnen dieses Buches, loben und preisen sie. Wir können uns zwar nicht mit ihnen identifizieren, loben und preisen sie aber trotzdem.

Bewegung muss sein

Sie müssen sich regelmäßig bewegen. Ehrlich. Es geht nicht darum, abzunehmen. Selbst wenn Sie zaundürr sind, müssen Sie trainieren. Auf diese Weise bleiben Sie körperlich fit. Neuerdings wird man sogar noch überall dazu angehalten, auch seine grauen Zellen zu trainieren – für die geistige Gesundheit. Auch wenn es noch so nervtötend ist. Jeder kann sich bewegen, und allein damit anzufangen, ist ein Schritt in die richtige Richtung. Sie müssen dafür weder körperlich noch emotional bereit sein, nehmen Sie einfach ein Paar Hanteln, und legen Sie los. So sehr Sie die schweren Dinger auch fürchten mögen, die Chancen, dass Sie sich danach besser fühlen, stehen gut.

Für einen BFA ist Training sogar noch wichtiger als für einen mickrigen Hühnerarsch, und wir verraten Ihnen auch, warum: Wenn mehr davon zu sehen ist, sollte das, *was* zu sehen ist, doch auch besser aussehen, oder? Es gibt alle möglichen Übungen für die Po-Muskulatur, wie zum Beispiel die mit dem Eselstritt, bei der man sich auf allen vieren befindet und das Bein abwechselnd zur Brust zieht und nach hinten ausstreckt. Das ist auch keine allzu langweilige Übung. Gut ist auch Treppensteigen, ebenso wie Kniebeugen und Ausfallschritte – auch wenn wir uns beim besten Willen nicht vorstellen können, wer auf so etwas Lust haben könnte.

Unserer Meinung nach muss man zwischen Sport und Bewegung unterscheiden. Sport klingt so schrecklich kompliziert und anstrengend, deshalb ist uns »Bewegung« lieber. Bewegen kann man sich auch auf gemäßigtem Niveau. Wir wollen es nicht übertreiben. Das tun wir schließlich schon beim Essen. Das reicht ja wohl, oder? Letztlich wollen wir am Ende gesünder sein und nicht kränker.

Die hässlichsten Schuhe der Welt

Janettes neue Lieblings-Po-Trainingsmethode ist Walken mit MBT-Schuhen, die sie in einer Zeitschrift entdeckt hat. Sie wurden in der Schweiz erfunden, und die Abkürzung steht für Masai Barefoot Technology. Es sind die hässlichsten Schuhe, die man sich überhaupt vorstellen kann, und dazu noch ziemlich teuer, aber die Sohle ist so abgerundet, dass man beim Gehen balancieren muss, was bedeutet, dass man 15 Prozent mehr Kalorien verbrennt und, was noch viel wichtiger ist, ganz besonders die Gesäßmuskulatur trainiert. Janette legt auf diesen hässlichen Dingern viermal die Woche ihren Weg zur Arbeit und nach Hause zurück. Und zwar über 54 Blocks. Ihr Hintern dankt es ihr sichtbar. Lauras Lieblings-Po-Übung ist Radfahren auf einem Ergometer im Fitnessstudio mit Ausblick auf einen der Baldwin-Brüder. Egal, auf welchen. Okay, Stephen nicht.

Gib dem Kind einen schönen Namen

Sie könnten es beispielsweise so machen wie B-FAB Janette und den Leuten sagen: »Ich bin dann mal laufen!«, obwohl sie in Wahrheit schlicht und einfach zu Fuß geht. »Laufen« klingt eben einfach jünger und athletischer und so, als hätte sie ihr Leben perfekt im Griff, dabei läuft sie natürlich nicht wirklich. Es bereitet ihr Schmerzen. Wenn Sie jemals versucht haben, mit einem BFA zu laufen, wissen Sie nur zu gut, dass die Schwerkraft die unschöne Angewohnheit hat, den Arsch ebenfalls in Bewegung zu versetzen. Das Problem dabei ist, dass zuerst die Füße und der Rest des Körpers wieder auf dem Boden aufkommen, während der Arsch übers Ziel hinausschießt und bis zu den Kniekehlen abstürzt, bevor er wieder hochkatapultiert wird und sich dann zitternd an seinem gewohnten Platz einpendelt.

Keine Lust auf Fitnessstudio?

Selbst wenn Sie über keinerlei natürlichen Bewegungsdrang verfügen und noch so gern den lieben langen Tag auf Ihrem Allerwertesten herumsitzen würden – es tut Ihnen nicht gut. Für einige von uns (Janette, zum Beispiel) sind das echt üble Nachrichten. Janette geht nicht ins Fitnessstudio, aber sie trainiert, ob es ihr nun gefällt oder nicht. Oder glauben Sie etwa, Janette *will* eine Schreibpause einlegen und ihren BFA den Hügel hinter ihrem Haus hinauf und durch dieses Wäldchen schleppen und anschließend dort oben dreimal im Kreis herumgehen? Sie glauben doch nicht ernsthaft, dass ihr so etwas Spaß macht? Denn wenn ja, müssen Sie völlig den Verstand verloren haben. Da sind überall Käfer. Außerdem könnte jederzeit ein riesiger Hund auftauchen. Einmal stieß sie sogar auf einen Typen in Tarnkleidung und mit angemaltem Gesicht, der da oben Truthähne jagte. (Seither weiß sie, dass sie ein kräftiges Herz hat. Sie ist vor Schreck nicht tot umgefallen.) Dieser Marsch den verdammten Hügel hinauf ist wirklich anstrengend, weil er schrecklich steil ist – deshalb ist es ja ein Hügel. Es gibt keine Lektüre. Kein Fernsehen. Keine Snacks. Nichts, worauf man die Füße ablegen und ein bisschen die Gedanken schweifen lassen könnte. Aber sie tut es trotzdem. Wieso? Weil sie mit 75 diesen Hügel immer noch erklimmen möchte. (Wir wünschten zwar, Janette hätte etwas ambitioniertere Ziele, wollen sie aber deswegen nicht verurteilen.)

Wenn wir etwas mehr auf den Rippen haben, ist es umso wichtiger, dafür zu sorgen, dass wir möglichst gesund sind. Bewegung und Essen sind zwei Paar Stiefel. Es ist wie Zähneputzen – wenn man es nicht tut, werden die Zähne hässlich, fallen aus, und man schadet damit der Gesundheit. Dasselbe gilt für die Muskeln. Wenn Sie sie nicht benutzen, verkümmern sie, Sie werden schwach, und keiner will Sie mehr anfassen – außer dem Handwerker, aber nur, wenn Sie ihm Geld dafür geben.

Sie im Fitnessstudio

Einen Hügel hinaufzumarschieren mag nicht immer sonderlich praktisch sein, was vielleicht der Grund ist, weshalb man an jeder Straßenecke ein Fitnessstudio findet. Möglicherweise kommt irgendwann eine Phase in Ihrem Leben, in der organisierte Bewegung genau das Richtige für Sie ist. Das bedeutet, Sie entschließen sich, einem Fitnessklub beizutreten. Wir alle haben das schon einmal getan. Manchmal funktioniert es, manchmal aber meldet man sich an und findet danach nicht einmal mehr den Weg in diese Straße. Das ist ein sehr heikles Thema. Für uns alle. Meistens überkommt uns der Drang, uns anzumelden, nachdem wir uns anderthalb Jahre lang ununterbrochen vollgestopft haben und außer einem Zweimannzelt aus der Trekkingabteilung nichts mehr passt. Wenn Sie mit dem Vorsatz ins Studio gehen, dort abzunehmen, haben Sie davor wahrscheinlich schon mindestens fünf neue Diäten durchprobiert. Wir empfehlen die Pommes-Diät, die Ananas-Diät, die Ich-hasse-meinen-Mann-Diät, die Mein-Job-nervt-Diät und, das ist einer unserer absoluten Favoriten, die Bolivianische Flusswasser-Diät (Montezumas Rache ist ein Durchräumer par excellence). Wenn all diese Diäten letzten Endes zu einer Zunahme von vier oder mehr Kilo geführt haben, sind Sie vielleicht verzweifelt genug für eine Mitgliedschaft im Fitnessstudio.

Hämische Blicke

Am besten treffen Sie sich mit einem befreundeten B-FAB und besprechen in Ruhe alle Gründe, die gegen eine Mitgliedschaft im Fitnessklub sprechen. Sie werden feststellen, dass es sich in erster Linie um irrationale Ängste handelt – zum Beispiel die Sorge, dass andere Leute denken könnten, Sie würden nicht hart genug trainieren. (Hey, ist doch egal, wenn Sie zwischen den Geräten mal ein Nickerchen machen.) Im Grunde ist es ganz einfach: Das geht keinen etwas an, außerdem verstößt es gegen die Studio-Etikette, sich eine Meinung über andere Mitglieder zu bilden. Alle sehen gleich mies aus, und in Wahrheit will keiner dort sein. Weshalb sollten Sie da eine Ausnahme bilden? Na gut, dann steht dort eben eine Waage – es zwingt Sie doch keiner, draufzusteigen. Wenn Sie glauben, zu müde zu sein zum Trainieren, überlegen Sie sich nur, wie müde Sie erst ohne ein Quäntchen Muskelmasse sein werden und wie viel weniger Sie essen dürfen. (Muskeln verbrennen mehr Kalorien als Fett, deshalb gilt: je mehr Muskelmasse, umso mehr kann man essen, ohne zuzunehmen.) Vielleicht graut Ihnen ja vor der Vorstellung, in einer Aerobic-Stunde vorgeführt zu werden. (»Hey… Sie da hinten in der Ecke… legen Sie die Zeitschrift weg!«) Wen interessiert das? Sie sind zahlendes Mitglied. Sie sind hier nicht in der Schule.

Auch noch dafür zahlen…

Das Problem bei einer Mitgliedschaft im Fitnessstudio ist: Man wird gezwungen, Überstunden zu machen oder einen Zusatzjob anzunehmen, um die Kosten dafür aufzubringen.

Hier ein paar tolle Ideen für ein Zusatzeinkommen: Eine Kollektion aus selbst gebasteltem Holzperlenschmuck entwerfen, zu deren Kauf man Freunde und Familie nötigen kann, die alten Treter bei eBay verkaufen oder den eigenen Kater als Zuchttier verleihen. Denken Sie nur an all die wunderhübschen Kätzchen, die er zeugen kann, und an den Profit, den Sie damit einstreichen. Und wie glücklich Sie ihn damit machen. Tiere sind doch auch Lebewesen.

Wenn Sie das Geld also beisammenhaben, fahren Sie im Studio Ihrer Wahl vorbei und sagen, dass Sie über eine Mitgliedschaft nachdenken. Garantiert führt man Sie augenblicklich in einen separaten Raum, wo Ihnen ein junger, durchtrainierter, energiegeladener Adonis das Gefühl gibt, noch älter und fetter zu sein, als Sie es ohnehin sind. Dann drückt er Ihnen ein knallhartes Verkaufsgespräch aufs Auge, obwohl Sie sich längst damit abgefunden haben, dass Sie diesen Raum nicht ohne Mitgliedsvertrag in der Tasche verlassen werden. Vermeiden Sie um jeden Preis den Blickkontakt. Starren Sie auf Ihre Turnschuhe. Und vergessen Sie den Talkumpuder nicht.

In der Theorie funktioniert die Mitgliedschaft folgendermaßen: Bei der Vorstellung, jeden Monat 129 Euro vom Konto abgebucht zu bekommen, schwingen Sie Ihren fetten Arsch freiwillig in dieses Studio. Schließlich drücken Sie jede Menge Geld dafür ab. In der Praxis ist es allerdings nicht ganz so einfach. Hätten wir all das Geld, das wir für ungenutzte Fitnessstudio-Mitgliedschaften hingeblättert haben … tja, wahrscheinlich müssten wir dann dieses Buch nicht schreiben. Obwohl wir es natürlich trotzdem tun würden. Ja. Würden wir. Weil Sie und Ihr BFA uns am Herzen liegen. So sind wir nun mal. Wir gehören zu den Menschen, die lieber ein wenig vom Thema abschweifen als auch nur im Traum daran zu denken, unseren Arsch zu bewegen.

Der perfekte Ort, um sich richtig mies zu fühlen

Jeder Fitness-Guru (glauben wir zumindest) wird Ihnen erklären, dass Sie ein Erfolgserlebnis brauchen und es deshalb klüger ist, sich kleine Ziele zu setzen. Probieren Sie es mal hiermit: »Heute gehe ich zumindest die Straße entlang, in der sich mein neues Fitnessstudio befindet.« Irgendwann wird es zur Routine werden, auf der Straße vor dem Studio vorbeizugehen. Dann können Sie anfangen, an der Saftbar im Studio einen Stopp einzulegen und dort etwas Gesundes, Grünes zu trinken (obwohl uns, offen gestanden, ein Orangensaft und ein Karottenmuffin lieber wären. Das zählt doch als Gemüsemahlzeit, oder?) Im Handumdrehen werden Sie sich dann auch schon in die Umkleidekabine vorwagen, um dort in einer Zeitschrift zu blättern.

Wichtig: Die Outfit-Frage

Wenn Sie also nicht nur vorhaben, Mitglied im Fitnessstudio zu werden, sondern sogar ernsthaft hingehen wollen, brauchen Sie sich keinerlei Mühe mit Ihrem Äußeren zu geben. Das Fitnessstudio ist der einzige Ort, wo man schmuddelig, mit ungewaschenen Haaren und ausgeleierten Klamotten antanzen kann und nicht weiter auffällt. Und wenn Sie erst einmal anfangen, wirklich zu trainieren, gibt es sowieso kein Halten mehr. Allein durch das Betreten eines Sportklubs, für den Sie bezahlen (per Abbuchungsauftrag), bekommen Sie so viele Pluspunkte, dass Sie sich alles erlauben dürfen – schwarze Socken zu weißen Turnschuhen, Billig-Klamotten und schlecht sitzende Sport-BHs. Ein wenig Körpergeruch ist auch prima. Jeder dort stinkt ein bisschen. Das macht das Ganze erst richtig authentisch.

Der Nachteil ist, dass das nur beim Reingehen gilt. Wenn Sie wieder rauskommen, wird von Ihnen erwartet, dass Sie sauber sind und lecker riechen. Das erfordert logischerweise einen Gang unter die Dusche. Tut uns leid. Das haben wir Ihnen einfach ohne Vorwarnung um die Ohren gehauen. Brauchen Sie einen Schnaps? Nein? Gut, dann weiter. Die Dusche. Ja. Brutstätte von Fußpilz, Schimmel und Gott weiß welchen fiesen Mikroben und Bakterien. Wir können nur raten, die Infektionsgefahr im Hinterkopf zu behalten und immer schön aufzupassen, wo Sie sich hinsetzen. Wenn Sie beispielsweise nur in ein Handtuch gehüllt in die Sauna gehen, die trockene Hitze sie umfängt und ihr Blick auf die drei Nymphen mit den perfekt gestählten Körpern ohne auch nur eine einzige Cellulite-Delle fällt, die wie für ein *Penthouse*-Shooting auf den schimmernden Zedernholzbänken hingegossen daliegen – denken Sie dran, dass die Bretter so hübsch schimmern, weil sie von zahllosen Ärschen durchgesessen sind, die sich vor Ihnen darauf niedergelassen haben. Wenn Ihnen bei dieser Vorstellung noch nicht übel, schwummrig oder sonst was geworden ist und Sie noch nicht so weit sind, den skandinavischen Hitzehütten für immer abzuschwören, dann vergessen Sie nicht, mindestens zwölf bis 16 Handtücher unter Ihren Allerwertesten zu packen. Gönnen Sie sich alle paar Minuten eine Ganzkörperbehandlung mit Desinfektionsmittel, und jagen Sie jeden mit Blicken in die Flucht, der sich in Ihrer Nähe niederlassen will. Auf diese Weise sollten Sie in den Genuss eines Saunaerlebnisses mit deutlich reduziertem Krätze-Risiko kommen. (Und vergessen Sie beim Training nicht, dass jedes Gerät, mit dem Sie in Berührung kommen, zuvor von jeder einzelnen schwitzenden Bakterienschleuder angefasst wurde, die das Geld für eine Mitgliedschaft zusammenkratzen kann. Kleiner Tipp: Suchen Sie sich ein richtig abgeranztes Schmuddelstudio aus, bei dessen Anblick es Ihnen über Stunden den Appetit verschlägt – diesen Zusatzvorteil sollten Sie beim Mitgliedsbeitrag nicht unberücksichtigt lassen.)

Wunderwaffen im Kampf gegen Infektionen

- Hüfthohe Watstiefel für die Dusche
- Gummihandschuhe für das Berühren jeglichen Zubehörs, einschließlich Trainer
- Hand-Desinfektionsmittel für Chirurgen (so häufig benutzen, dass die Angestellten glauben, Sie leiden an einer ansteckenden Krankheit)
- Gummimatten für die Feuchträume
- Antipilzmittel, Desinfektionstücher, ein Ibuprofen-Präparat (für den Fall, dass Sie vorgeben müssen, Sie hätten Ihre Tage und könnten deshalb keinen Sport treiben)

Eine weitere ernste Gefahr in der Umkleidekabine stellen die sogenannten Nackt-Schwätzer dar: Leute, die sich splitternackt ausziehen und anderen dann ein Gespräch aufs Auge drücken. Was sagt man zu einem wildfremden Nackten? »Hier, können Sie mal meine Wassermelonen halten?« Diese Nackt-Schwätzer starren einen in Grund und Boden. Sie fordern einen heraus, ebenfalls zu gucken, obwohl man es eigentlich gar nicht will. Ich meine, was sollte man auch sagen. »Hey, wie geht's? Hübsche Bikinizone. Wo gehen Sie denn immer zum Waxing hin?«

Okay, also doch Training (wozu sind Sie schließlich da?)

Das Erste, was Ihnen beim Betreten des Fitnessstudios auffallen wird, ist bestimmt, wie unglaublich langweilig alles aussieht. Lassen Sie sich davon nicht irritieren. In Wirklichkeit ist es sogar *noch* langweiliger. Sie sollten sich darüber im Klaren sein, dass ein gewöhnliches Laufband das Potenzial besitzt, seinem Benutzer Höllenqualen zu bescheren, die der chinesischen Wasserfolter in nichts nachstehen. Wie ein Hamster im Rad oder ein Hund bei einem grausamen Experiment steigen Sie aufs Laufband – und rennen gegen eine Maschine um die Wette.

Es gibt eine Menge Dinge, die Sie tun können, um die Zeit totzuschlagen, während Sie sich auf Ihrem Sinnlosigkeitsmarsch den BFA nass schwitzen. Sie können sich beispielsweise ein Studio mit Fernsehen aussuchen. Normalerweise gehen schon mal fünf Minuten ins Land, bis Sie diese vermaledeiten Ohrstöpsel dorthin verfrachtet haben, wo sie hingehören. Wenn Sie endlich Ihr gewünschtes Lauftempo erreicht haben, können Sie anfangen, sich durch die einzelnen Kanäle zu zappen, bis Sie etwas gefunden haben, was spannend genug ist, um Sie von dem Gedanken abzulenken, dass Sie ungefähr tausendmal lieber Ihre Haare in Brand setzen würden, als sich hier den Hintern wund zu laufen. Einige unserer Favoriten für unvergessliche Lauf-Momente sind: Jede Art von Hai-Angriff – oder auch sonst alles, bei dem ein Mensch von einem Alien, einem Monster oder einer Bestie attackiert wird – ist hervorragend, weil er so spannend ist, dass man auf keinen Fall von diesem Ding heruntersteigen will, um auch nicht eine einzige Minute zu verpassen. Die Dino-Angriffe in *Jurassic Park* sind super. Ebenso gut wie die Stelle in *Casablanca*, wo die »Marseillaise« gesungen wird, *Indiana Jones: Jäger des verlorenen Schatzes* oder *Raumschiff Enterprise* – dabei ist es einem tatsächlich egal, dass man wie ein Ochse schwitzt.

Andere Fitness-Foltermethoden

Sie können auch auf einem Standrad vor sich hinstrampeln, ohne jemals ans Ziel zu gelangen, bis Ihre Schenkel brennen, als wären Sie eine Überlebende des Raumschiffabsturzes aus dem Remake von *Der Planet der Affen*. Genauso mies fühlen Sie sich, wenn Sie auf einer dieser Höllenmaschinen sitzen. Oder Sie springen auf einen Crosstrainer, falls Sie schon immer bedauert haben, bei der spanischen Inquisition nicht dabei gewesen zu sein. Gewichte stemmen ist auch eine tolle Sache. Schwere Dinge hochheben. Einfach so. Grundlos. (Wenn man einmal davon absieht, dass dabei Ihre Muskeln wachsen und Ihr Stoffwechsel angeregt wird.) In den meisten Studios gibt es ein ganzes Arsenal dieser Geräte, die gemeinerweise so ausgelegt sind, dass man scheinbar mühelos ein Gewicht heben oder drücken kann – aber am nächsten Tag fühlt man sich wie vom Bus überfahren.

Der Personal Trainer

Einen Personal Trainer zu engagieren ist eine tolle Sache, um Ihre SM- und Bondage-Neigungen auszuleben. Es könnte wirklich gut funktionieren, wenn Sie schon immer davon geträumt haben, jemanden mit »Mein Herr und Meister« anzusprechen, und Ihnen persönliche Demütigungen und Schmerzen insgeheim eine perverse Lust verschaffen.

Personal Trainer sind

- jünger als Sie,
- dünner als Sie,
- durchtrainierter als Sie,
- hübscher (oder ansehnlicher) als Sie,
- selbstdisziplinierter als Sie,
- kesser als Sie,
- nervtötender als irgendjemand sonst auf der Welt.

Ein Wort zum Abschluss

Forschungsergebnisse lassen vermuten – und falls es nicht so ist, dann sollten sie es –, dass Sie Ihre körperliche Leistungsfähigkeit deutlich verbessern können, wenn Sie sich jeden Tag ein winziges Bisschen mehr abverlangen als am Vortag. Jeder kann das. Ob Sie es im Fitnessstudio oder lieber zu Hause tun wollen, bleibt Ihnen überlassen. Haushalt, Treppensteigen, alles zählt. Kaufen Sie sich ein Fahrrad, oder gehen Sie schwimmen. Suchen Sie sich etwas, was Sie nicht allzu schrecklich finden. (Es sei denn, Sie treiben gern Sport. In diesem Fall können Sie gleich zum nächsten Kapitel weiterblättern.) So viel tun, wie man kann, ohne dass es einem die Laune vermiest – das ist unsere Devise. Tun Sie Ihr Bestes, dann loben Sie sich selbst und gönnen sich einen Snack. Das klingt doch gut. Oder? Allmählich werden wir müde von all der Schreiberei. Schließlich ist das auch Sport. Ja. Unsere Finger sind in tadellos trainiertem Zustand.

Bekenntnis
von B-FAB Wendi

Mein Spitzname als Kind war »Puddingpo«. So haben mich gewisse Familienmitglieder immer genannt. Dieser Name hat sich in meinem Bewusstsein verankert und mein Selbstbild geprägt. Ich stamme aus einer Familie üppiger Frauen, in der es niemanden mit einem runden, knackigen, trainierten Hinterteil gibt. Also dachte ich, aufgrund meiner genetischen Disposition bleibe mir nichts anderes übrig, als mich in die Reihen weicher, ausladender Hinterteile einzugliedern. Doch später bekam ich einen anderen Spitznamen für meine Kehrseite. Ich hatte eine Freundin, die meinte, ich gehörte zur Gattung der »Flachärsche«. Sie wissen schon, einer von denen, der nicht sonderlich gewölbt ist, sondern eher flach herunterhängt, praktisch bis zu den Kniekehlen. Nicht gerade ein attraktiver Anblick. Flach, dabei aber trotzdem weich und schlaff und damit gleich doppelt hässlich.

Inzwischen bin ich 43 und treibe ziemlich viel Sport. Nachdem ich meinen Oberkörper und meine Bauchmuskeln recht gut in Schuss gebracht habe, dachte ich, es sei an der Zeit, mich ans Unmögliche zu wagen. Kürzlich habe ich meine Personal Trainerin darauf angesetzt, mir dabei zu helfen, dass ich endlich einen anständigen Arsch bekomme! (Sie selbst hat übrigens einen, wie man ihn sonst nur in Zeitschriften zu sehen bekommt. Er ist rund und fest und doch sehr weiblich. Er sieht so lecker aus, dass ich am liebsten hineinkneifen würde.) Also arbeite ich mit Kniebeugen, Ausfallschritten und einbeinigen Brücken (die reinste Hölle, ehrlich) an meinem Kehrseitenproblem. Es gibt noch einen zweiten Trainer, mit dem ich ab und zu arbeite, und als ich ihm von meinem Arsch-Aufbau-Projekt erzählte, meinte er, ohne zu zögern, er wolle gern mit ins Boot geholt werden. »Ich fänd's super, wenn du ein bisschen Arsch hättest«, sagte er. Also arbeiten jetzt zwei Trainer an meinem ehrgeizigen Vorhaben, einen Hintern mit Kurven und Form zu bekommen.

Neulich, als ich mit einer Freundin Kaffee trinken war, sprang ich auf und bat sie, sich meinen Hintern anzusehen. Sie meinte, er sähe runder und wohlgeformter aus – er hätte richtig Schwung, sagte sie. Keine Ahnung, vielleicht wollte sie mir nur etwas Nettes sagen, um mich nicht zu entmutigen, aber es wäre so toll, wenn meine Mission impossible doch nicht so unmöglich wäre. Aber irgendetwas muss schon funktioniert haben, denn mein Mann erklärte kürzlich voller Begeisterung, mein Arsch sähe echt super aus.

Teil VII

Alles
hinter sich lassen

Mit dem BFA auf Reisen

Reisen als B-FAB, ob nun geschäftlich oder privat, ist häufig eine komplizierte Angelegenheit. Viele Leute lassen ihr Gepäck auf ihren Zimmern, während wir das unsere ständig mit uns herumtragen müssen. Ferien stellen für uns eine größere logistische Herausforderung dar. B-FABs reisen wohl kaum mit einem kleinen Trolley. Erstens brauchen wir jede Menge Extra-Schuhe, da wir wegen all den Besichtigungs- und Einkaufstouren wesentlich mehr Zeit auf den Beinen verbringen als sonst, was, offen gestanden, ziemlich schmerzhaft ist. Dies ist nicht die richtige Zeit für spitze Dinger mit hohen Absätzen, stattdessen sind bequeme Gesundheitssandalen mit Fußbett angesagt, flache, bequeme Treter, die Halt geben. Aber Schuhe sind nicht das einzige Problem. Reisen ist eine üble Sache – all das Packen und die traurige Realität, dass man nichts anzuziehen hat, wie voll der Kleiderschrank auch immer sein mag. Alles ist entweder zu weit oder zu eng oder zu hässlich oder zu altmodisch. Was einem natürlich erst auffällt, wenn der Koffer auf dem Bett liegt und nur noch vier Stunden bis zum Abflug bleiben. Wir raten Ihnen daher dringend, alles einzupacken, einschließlich Ihres Goldfischs und des Puders gegen Juckreiz. Schließlich sind Ferien. Wie werden Sie sich wohlfühlen, wenn Sie einen juckenden Ausschlag bekommen? Sehen Sie? Vertrauen Sie uns, und packen Sie diesen Puder ein.

Ferien können stressiger sein als Geschäftsreisen. Immerhin hat man ein ganzes Jahr lang dafür gespart, deshalb muss es um jeden Preis ein tolles Erlebnis werden. Was gewaltigen Druck erzeugt. Wenn man Urlaub hat, kann man nicht arbeiten gehen. Und wenn man nicht arbeiten geht, ist das so ungewohnt, dass man anfängt, mehr zu essen. Je näher das Urlaubsende rückt, umso größer wird die Sorge, wieder zur Arbeit zurückkehren und der Tatsache ins Auge blicken zu müssen, dass alle Hosen spannen. Wahrscheinlich bahnen sich bereits erste Panikattacken an. Vielleicht fragen Sie sich jetzt, ob Reisen überhaupt sinnvoll sind. Die Antwort lautet »Ja«, und zwar aus zwei Gründen: 1. Wenn es eine Geschäftsreise ist, will Ihr Chef, dass Sie sie machen, also tun Sie es auch. 2. Wenn es eine Urlaubsreise ist, haben Sie die Chance, sich von Ihrer ständigen Selbstkritik und Ihrem Arsch abzulenken und sich stattdessen auf die zahlreichen Entsetzlichkeiten modernen Reisens zu konzentrieren.

Sitzplatz-K(r)ämpfe über den Wolken

Dies ist für die meisten von uns eine echte Herausforderung. Niemand will die Stewardess antanzen lassen und sagen: »Dieses Flugzeug ist zu eng für mich.« Fühlt es sich ein bisschen knapp an, wenn Sie sich zwischen die Armlehnen quetschen? Hier ein heißer Tipp von jemandem, der das nur allzu gut kennt: Versuchen Sie nicht, schnell aufzustehen, solange Sie noch dazwischen stecken! Andererseits könnten diese blöden Airlines ihre Sitze ja auch mal breiter bauen, als wir sie aus unserer Kindergartenzeit in Erinnerung haben. Teilweise sind die Flugzeugsitze so winzig, dass sich so mancher Miniaturen-Sammler freuen würde, sie in seinem Setzkasten zu haben.

Wenn Sie also merken, dass Sie mit den Armen rudern (entweder um in den Sitz hinein- oder wieder herauszukommen), lassen Sie es bleiben. Schenken Sie Ihren Mitpassagieren ein strahlendes Lächeln, klappen Sie die blöden Armlehnen einfach hoch, und rücken Sie Ihr pochendes Hinterteil zurecht. Machen Sie's sich bequem. Ein Arsch, der es bequem hat, ist ein glücklicher Arsch. Wenn die Glückspilze, die die Fenster- und Gangplätze abbekommen haben, bisher noch keine BFAs besitzen, dauert es bestimmt nicht mehr lange, also geben Sie ihnen ruhig einen Vorgeschmack darauf, was sie erwartet. Ein wahres Big Fat Ass Babe fliegt hocherhobenen Arsches.

Angstschweiß auf der Stirn: Der Badeanzug

Ferien können eine ziemlich beängstigende Sache sein, wenn die sogenannten Freunde und die egoistische Familie darauf bestehen, Urlaub am Strand zu machen, beispielsweise in der Karibik oder Südfrankreich. Manche bevorzugen die heimischen Sandstrände, andere die unvergesslichen Badeparadiese im Pazifik. Viele Leute denken eben nur an sich. Nicht dass das Meer nicht nett wäre, aber in unseren Augen ist so ein Strandurlaub ein zweischneidiges Schwert: Es wird erwartet, dass man dort im Badeanzug auftaucht, das heißt, man muss sich in eines dieser widerwärtigen Stretchteile zwängen, das sich an jede Kurve anschmiegt und jede Cellulite-Delle noch betont. Und dabei soll sich einer entspannen? (Janette löst dieses Problem übrigens, indem sie keine Badeanzüge trägt. Niemals. Sie geht grundsätzlich in Kleidern schwimmen. Weil es bequemer ist. Schräg. Aber bequemer. Die Leute sagen ständig, sie solle sich nicht lächerlich machen, es würde doch keinen kümmern. Aber *sie* kümmert es. Sich im Liegestuhl zurückzulehnen und freien Ausblick auf die Krampfadern zu haben, ist bei Weitem nicht so entspannend, wie man annehmen würde.)

Manche Menschen sind leidenschaftliche Wasserratten. Diese vermeintlichen »Freunde« drücken einem vorzugsweise einen Urlaub in irgendeinem überfüllten Hotel mitten in der Wüste aufs Auge, wo man den ganzen Nachmittag »Hurra, am Pool!« liegen kann. Falls Sie dort für den Bruchteil einer Sekunde Ihren BFA vergessen haben sollten – keine Sorge, dort gibt es massenweise kleine Wasserratten, die es mit der vollen Lautstärke ihrer zwölfjährigen Kehlen hinausbrüllen. Sind Kinder nicht einfach entzückend?

Am besten tun Sie einfach so, als seien Sie in voller Montur in den Pool gefallen. Und wenn Sie schon mal nass sind, können Sie auch gleich drin bleiben und sich amüsieren. Womit die Frage nach der Badebekleidung gelöst wäre. Suchen Sie sich aber etwas Leichtes aus, was Sie nicht runterzieht. Klar, eigentlich sollte man annehmen, dass man unter den wachsamen Blicken so vieler Erwachsener vor diesen grausamen Knirpsen sicher ist, aber wahrscheinlich halten sie es für einen Teil des Unterhaltungsprogramms, und ehe Sie sich versehen, treiben Sie tot im Pool mit aufgebauschten Klamotten wie Ophelia. Aber zum Glück sind wir hier, um Sie zu warnen. Gehen Sie nur einmal in den Pool. Sowie Sie wie ein Hund an den Beckenrand gepaddelt und aus dem Pool gestiegen sind, ziehen Sie eine leichte Leinenhose und ein weites T-Shirt an. Danach gehen Sie ohne Umweg in Ihr Hotelzimmer, bestellen sich etwas zu essen und lassen sich für den Rest des Urlaubs nicht mehr blicken.

Sollten Sie ein so abgebrühtes B-FAB sein, dass Sie sich einen feuchten Kehricht darum scheren, was andere von Ihnen denken, und nicht den Drang verspüren, Ihren Körper vor neugierigen Blicken zu verstecken, können wir Ihnen nur gratulieren. Prima! Das ist grandios! Aber bitte haben Sie Verständnis für Ihre B-FAB-Schwestern, die lieber das böse F***-Wort mit 120 Dezibel hören würden als einmal die gefürchtete Vokabel »Bikini«.

Minibars und die Bestückung Ihres Hotelzimmerkühlschranks

Nur weil Sie im Urlaub sind, muss das noch lange nicht bedeuten, dass Ihre mitternächtlichen Gelüste verschwinden. Angesichts der Minibar-Preise empfehlen wir, ein paar Sandwiches von zu Hause mitzubringen. Eiersalat auf Weißbrot mit viel Eisbergsalat ist immer ein leckerer Tipp. Mortadella ist auch prima. Janette zum Beispiel liebt die mit Olivenstückchen. Auf einem weißen Brötchen mit Senf. Alle Arten von Belag sind hervorragend geeignet, von Pfefferwurst mit Streichkäse bis hin zur Erdnussbutter mit Speck auf Vollkorntoast. Der größte Unterschied besteht darin, dass einige Zutaten schneller gekühlt werden müssen als andere. Deshalb braucht man ja einen eigenen Kühlschrank im Zimmer. Essen Sie die am leichtesten verderblichen Sandwiches zuerst, idealerweise mitten in der Nacht, wenn Sie wegen der Zeitumstellung nicht schlafen können. Jetlag macht ja bekanntermaßen wahnsinnig hungrig.

In einigen der größeren, schickeren Hotels findet man etwas, was wir als »Guerilla-Minibar« bezeichnen. Wenn man dort ein Produkt für länger als 60 Sekunden herausnimmt, muss man es bezahlen. Meine Güte, wir haben mindestens dreieinhalb Minuten damit zugebracht, an den Packungsenden eines Toblerone-Riegels zu schnüffeln, ohne die Absicht zu haben, zu Phase zwei (Auspacken) überzugehen. Das ist unverschämt. Wir schlagen vor, Sie stecken sich eine Tüte Studentenfutter oder einen Schokoriegel in die Tasche, um diese Hürde zu nehmen. Oder einen Müsliriegel mit vielen Rosinen. Rosinen sind doch auch Obst, oder nicht?

Ungeahnte Wonnen: Ein Tag im Spa

Spas sind die perfekte Zufluchtsstätte vor den Wassersportarten, auf die sich Ihre Sippe mit Begeisterung stürzt. Sollen sie sich doch da draußen in ihren Elastikteilen amüsieren, während Sie sich im Zuge eines Entspannungstages Haar, Gesicht, Körper, Nägel und Füße verwöhnen lassen. Es kommt nicht allzu häufig vor, dass B-FABs sich einen ganzen Tag lang ihren Pflichten entziehen, um es sich gut gehen zu lassen, aber wir legen Ihnen dringend ans Herz, genau das zu tun. Ein Wellnesstag lässt Sie spürbar entspannter und positiver werden, so positiv, dass Sie sogar darüber nachdenken könnten, Ihre Therapie zu beenden. Vielleicht schaffen Sie es auch, die dicke Freundschaft, die Sie mit Ihrem Frettchen verbindet, in eine ähnlich enge Beziehung zu einem anderen menschlichen Wesen zu erweitern. Sollen Ihre Freunde und Lieben doch am Pool abhängen. Soll Ihr Mann sich doch in eine Badehose zwängen, die so eng ist, dass er sich die Kronjuwelen wund scheuert. All das braucht Sie nicht zu kümmern. Sie verbringen den Tag im Spa. Im Spa nennt Sie keiner fett. Kein Geschrei. Keine Kinder. Aaaahhhh.

Schon wenn Sie den ersten Fuß in dieses Paradies setzen, beginnen Sie zu träumen – das ist alles Absicht und wird durch den Einsatz von Paravents, Kerzen, runden kuscheligen Möbeln, lecker duftenden Dekoartikeln und leisen sphärischen Klängen gezielt heraufbeschworen. Aus irgendeinem

Grund sind sanfte Glockenklänge und spirituelle Musik in diesen Etablissements ganz besonders beliebt. Es ist herrlich – diese beruhigenden Laute, gepaart mit dem Heulen von Wölfen, Indianertrommeln und dem Glöckchensolo eines am Strand im Wind tanzenden Zwergs. Und das sind nur einige der Musikerlebnisse, die Sie an einem Schönheitstag erwarten. Während Sie also von Behandlungskabine zu Behandlungskabine schweben, fragen Sie sich automatisch, ob Sie vielleicht gestorben und an einem Ort sind, an dem Beyoncé tagtäglich sein darf. Es gibt hier auch keine Spiegel, sodass Sie nicht zufällig einen Blick auf sich erhaschen, wie Sie im Bademantel und dazu passenden Frotteeschlappen umherschlurfen. Schwaden von Lavendel und Rosenwasser steigen Ihnen in die Nase, während Enyas »Orinoco Flow (Sail Away)« Sie umwabert. Merken Sie, wie Ihr BFA immer weiter in den Hintergrund rückt (wo er auch hingehört)?

Wellness-Urlaub: Zwei Tickets ins Paradies

Wenn Sie es leid sind, sich in der Disneyland-Warteschlange die Füße in den Bauch zu stehen und sich am Pool wie Dumbo zu fühlen, wäre vielleicht ein Wellness-Urlaub mit Ihrer besten B-FAB-Freundin ein perfektes Alternativprogramm – die Anreise könnte mit dem Auto, dem Flugzeug, einem Esel oder einer Kawasaki Zephyr erfolgen. Suchen Sie sich ein schickes Hotel an einem exotischen Ferienort aus. Davon gibt es Hunderte auf der Welt. Häufig liegen sie am äußersten Zipfel des Erdballs, und ein Wochenaufenthalt frisst die Ersparnisse auf, die Sie für die Studiengebühren Ihrer Kinder auf die hohe Kante gelegt haben. Aber der Sinn und Zweck des Studiums wird heutzutage sowieso völlig überschätzt.

Sollten Sie sich entschließen, mit Ihrer Freundin hinzufahren, lassen Sie beide um Himmels willen Ihre Partner zu Hause. Es würde die Männer ohnehin nur an den Rand des Wahnsinns treiben, wenn Sie sie links liegen lassen, weil Sie so damit beschäftigt sind, sich bei Wassermelonensaft Schlammpackungen ins Gesicht klatschen und sich mit Heubädern verwöhnen zu lassen. Und Sex kommt auch nicht infrage, weil Sie den Großteil der Zeit in Frotteehandtücher oder Reispapier eingewickelt sind.

Tipps für Trips

Für eine Geschäftsreise packt man am besten alles ein, was der Kleiderschrank hergibt, in der Hoffnung, dass wenigstens *ein* Outfit für die wichtige Präsentation geeignet ist. Rechnen sollte man auch immer mit einem Bad Hair Day. Das erleichtert einiges. Es gibt eine Reihe von Regeln für Geschäftsreisen: Grundsätzlich in 4- oder 5-Sterne-Hotels mit breiten Betten absteigen. Das Geheimnis, auf Reisen geschäftliche Erfolge einzuheimsen, besteht darin, sich selbst höchst erfolgreich zu fühlen. Bitten Sie um ein Upgrade in eine Suite, wo diese herrlichen Nachmittagssnacks gereicht werden, die den »besonderen Gästen« vorbehalten sind – sprich, Gästen wie Ihnen. Diese Zimmer befinden sich in den Etagen, die man nur mit speziellen Zugangskarten betreten kann. Freunden Sie sich in dem luxuriös ausgestatteten Empfangsbereich (Flachbildfernseher, Obstschalen, frische Blumen auf den Tischen) mit anderen erfolgreichen B-FABs an. Dort bietet sich auch die Gelegenheit, kostenlos an Essbares heranzukommen.

Sollten Sie aus irgendeinem unerfreulichen Grund nicht auf höchstem Niveau reisen können, versuchen Sie es mit Hotels, in denen Sie wenigstens die Möglichkeit haben, sich beim Frühstück ohne Aufpreis mit Kohlehydraten zu versorgen. Kaffee und Orangensaft sollten in Strömen fließen, dazu Brötchen, Croissants, Müsli, Toast und eine anständige Auswahl an Frühstücksflocken. Bestreichen Sie Ihr Brötchen mit einem dicken Batzen Frischkäse (wichtig: Proteine), und vergessen Sie auf keinen Fall, es vorher von diesem coolen automatischen Brötchen-Teiler aufschneiden zu lassen. Als einzige Hürde könnten sich die Familien erweisen, die vor den Toastern Schlange stehen, aber immerhin bekommen Sie eine dieser hübschen Gebäckzangen, mit denen Sie Ihr getoastetes Brot aus dem Schlitz nehmen können, wenn es fertig ist. Noch ein wichtiger Tipp: Postieren Sie sich direkt neben dem Toaster, und passen Sie gut auf Ihre Brotscheiben auf, denn manchmal fliegt eine Scheibe quer durch den Raum, wenn sie aus dem Gerät springt. Oder es gibt eines dieser rotierenden Dinger, bei denen sich das Brot zuerst so hübsch im Kreis dreht und am Ende in einen Schacht fällt. Dann müssen Sie aufpassen, dass Ihnen kein anderes B-FAB Konkurrenz macht. Hier ist kein Mensch auf Diät. Kalorienzählen ist kein Thema hier. Nehmen Sie sich bei Bedarf ruhig Proviant mit aufs Zimmer.

Der perfekte Ort, den eigenen Arsch zu vergessen – Las Vegas

Las Vegas ist das Mekka der fetten Prachtärsche. Es ist nicht nur ein ideales Ziel für Geschäftsreisen, sondern auch ein erstklassiger Urlaubsort. Denn wenn man durch die Spielhallen und Kasinos schlendert, fällt einem sofort auf, dass die B-FABs endgültig die Weltherrschaft übernommen haben! Alle hier haben einen fetten Arsch und Cellulite, sodass wir uns sofort wie zu Hause fühlen! (Anmerkung: Hautenge Polyesterklamotten sind nicht die einzige Lösung. Bitte lesen Sie das Kapitel »Mode – eine für alle«, Seite 131, für weitere Tipps.)

Das Tolle an Vegas ist, dass es so viel zu tun gibt, womit man sich von seinem Hintern ablenken kann. Hier reiht sich ein hervorragendes Restaurant ans nächste. Janette liebt das Craftsteak im MGM Grand, außerdem empfiehlt sie das Spago im Untergeschoss von Cesars Palace, ebenso wie den Brunch im Wynn, sofern man die Telefonnummer seines Hausarztes eingesteckt hat. Unserer Meinung nach ist es durchaus möglich, sich einen Magenriss zuzuziehen, wenn man zu häufig ans Büfett marschiert, deshalb möchten wir Ihnen an dieser Stelle eindringlich ein klein wenig Mäßigung ans Herz legen.

Sollte Essen allein als Ablenkung vom eigenen Hintern nicht ausreichen, hat man in Vegas immer noch die Möglichkeit, sein letztes Hemd zu verspielen. Ein katastrophaler Tag im Kasino kann einen vergessen lassen, dass man überhaupt einen Hintern *besitzt*. Wenn man nicht einmal mehr das Geld hat, um das Taxi zum Flughafen zu bezahlen, ist ein dicker Hintern garantiert die geringste Sorge, die man hat.

Letzten Endes müssen Ihre Ferien genau auf Ihre Bedürfnisse zugeschnitten sein. Suchen Sie sich Länder als Reiseziele aus, wo üppige Frauen gern gesehen werden und Hochachtung genießen. Beispielsweise Italien – dort werden Sie bewundernde Blicke und Pfiffe ernten. Und wenn Sie dort sind, probieren Sie unbedingt die Spaghetti mit Fleischbällchen. *Mangia.*

Leibesvisitation am Flughafen

Bekenntnisse eines Gründungsmitglieds von Janette Barber

Als B-FAB bin ich alles andere als versessen darauf, von Wildfremden angefasst zu werden. Ich berühre mich ja nicht einmal selbst. Ich ziehe mich an, sehe zu, dass alles fein säuberlich bedeckt ist, und dann vergesse ich, dass ich einen Körper besitze. Doch das ist nun nicht länger möglich – zumindest nicht mehr, wenn man einen Flughafen betritt. In unserer post-9/11-Welt ist man dem Flugsicherheitspersonal auf Gedeih und Verderb ausgeliefert. Mir ist Folgendes passiert: Ich war am Flughafen und wollte einchecken. Auf die Bitte, einen Identitätsnachweis vorzulegen, zückte ich meinen Führerschein. Der Führerschein war abgelaufen. Auch wenn es noch so wichtig sein mag, hatte ich es schlicht und ergreifend nicht bemerkt. Ich habe zwar als Teenager den Führerschein gemacht, fahre aber nie. Ich lebe in New York. Viele New Yorker fahren nie. Ich bin nicht mal sicher, wie ich einen Wagen starten muss, und weiß nie, ob man aufs Gaspedal tritt, wenn man den Zündschlüssel dreht, oder einfach nur den Schlüssel dreht. Ich fürchte mich auch davor, der Wagen könnte einen Satz nach vorn machen und das Garagentor durchschlagen. Damit wäre wohl erwiesen, dass es noch nicht einmal automatische Fensterheber gab, als ich das letzte Mal hinterm Steuer gesessen habe. Wie kann man da von mir erwarten, dass ich mitbekomme, wenn mein Führerschein abgelaufen ist?

Hagarella, dem Mädchen beim Check-in, fiel es jedenfalls auf. Unverzüglich sprach sie in ihren Lautsprecher. Haben Sie schon mal *Silkwood* gesehen, diesen Film, in dem bei Meryl Streep eine Plutoniumverseuchung festgestellt wird? Tja, bei mir lief es ähnlich ab. Augenblicke später rückte ein SWAT-Team an, ich wurde mittels Röntgengerät zuerst durchleuchtet (so viel zum Thema »Nein, ich habe keine Donuts dabei«) und anschließend hinter eine Absperrung geführt, wo man mich in aller Öffentlichkeit FILZTE! Nicht abklopfte, sondern FILZTE! Ja, ich finde die Großbuchstaben in beiden Fällen völlig gerechtfertigt. Es war absolut unglaublich. Ich wurde BEGRAPSCHT. IN ALLER ÖFFENTLICHKEIT! Sie berührten meinen ARSCH! Ich denke, es ist klar, was ich zum Ausdruck bringen will. Mein Arsch ist schließlich keine Massenvernichtungswaffe.

Wir glauben, aus diesem Erlebnis können reisende B-FABs eine Menge lernen. Fernab der öffentlichen Aufmerksamkeit und ohne jede mediale Beachtung müssen dicke weibliche Weiße, die ihren Führerschein ablaufen ließen und anschließend zu Flughafen-Terroristinnen wurden, ins Visier des Heimatschutzes geraten sein. Wer hätte das gedacht? Die Behörden hatten mich im Auge. Ich rate Ihnen, lassen Sie bloß nicht zu, dass Ihnen so etwas passiert. Wann immer Sie auf Reisen gehen: Sorgen Sie dafür, dass Sie einen GÜLTIGEN (na gut, ich bin auf dem Großbuchstaben-Trip, aber das vergeht schon wieder, keine Sorge) Ausweis bei sich haben. Ich wiederhole, ein GÜLTIGER (ich konnte einfach nicht widerstehen) Führerschein oder Ausweis sind wichtig. Halten Sie sich an die Anweisungen und, was das Allerwichtigste ist, packen Sie sich etwas zu essen ein. Dieser Flughafenfraß ist ungenießbar.

Poolparadies

Bekenntnisse eines Gründungsmitglieds von Laura Banks

Ich bin jemand, der sich zwanghaft wegen allem und jedem Sorgen macht, auch wenn es noch so überflüssig und unsinnig sein mag. Ja, ich, Laura Banks, bin neurotisch, hänge mich an den unwichtigsten Kleinigkeiten des Lebens auf und finde lediglich bei einigen wenigen Tätigkeiten so etwas wie innere Ruhe, beispielsweise wenn ich Fusseln von Pullovern abpflücke, mir den Wetterkanal ansehe, wie ein Kleinkind heule oder einen ganzen runden Laib Brie auf einen Sitz vertilge.

Manchmal ertappe ich mich auch dabei, wie ich den guten alten Zeiten nachheule. Einige meiner wenigen glücklichen Kindheitserinnerungen sind Momentaufnahmen von Reisen und Motels. Als Kind liebte ich Reisen – wenn meine gesamte Familie im Auto saß, mit der Kühltasche voller Leckereien auf dem Rücksitz, und wir endlich mein absolutes Lieblingsziel auf der ganzen Welt erreichten, das Holiday Inn. Besonders liebte ich das Neonschild, das uns den Weg aus der Dunkelheit ins Licht wies – fast wie bei einem Nahtoderlebnis hielten wir auf das blaue Licht zu … das vom … Swimmingpool kam.

Meine Mutter bestückte die Kühltasche mit Sandwiches und Cola, und wenn wir unseren Proviant verputzt hatten – was etwa eine Stunde nach dem Aufbrechen der Fall war –, hielten wir bei einem McDonald's oder einem anderen tollen Fast-Food-Restaurant am Straßenrand an. Ich weiß noch, dass ich mich immer fragte, wieso Mom eigentlich nicht mehr Brote eingepackt hatte. Die Kühltasche war jedes Mal so schnell leer. Meine stets hungrigen Brüder gingen regelmäßig heimlich dran, während ich ein Nickerchen machte, und verputzten alle meine Thunfischsandwiches und die kleine Tüte Chips, die eigentlich für mich bestimmt war. Und wie konnte es sein, dass die Sandwiches manchmal nicht richtig eingepackt waren und von all dem Kühleis in der Tasche ganz matschig wurden? Wieso schrieb meine Mutter nicht meinen Namen auf eine Serviette und wickelte meine Brote darin ein? Wie konnte sie nur so gedankenlos sein? Wusste sie nicht, dass dies – neben dem Schwimmen im Pool – einer der wichtigsten Bestandteile der Ferienreise war? Okay, ich gebe es zu, mein Verhältnis zu meiner Mutter ist nicht ganz ungetrübt.

Die Fahrt in unserer bis zum Rand vollgepackten Familienkutsche zog sich jedes Mal eine halbe Ewigkeit hin. (Mit drei Kindern auf dem Rücksitz eines Oldsmobile und damit insgesamt fünf Personen entsprachen diese Fahrten für ein Mädchen meiner Größe ganz bestimmt nicht der Idealvorstellung von Bequemlichkeit.) Kennzeichenraten vertrieb uns die Zeit, bis der Abend hereinbrach und mit ihm Millionen Glühwürmchen und die Verheißung großer Ferienabenteuer.

Sobald ich vom Rücksitz aus einen Blick auf das Hotelschild in der Ferne erhaschte, kannte meine Freude keine Grenzen. Und kaum hatten wir unsere Zimmer bezogen, erwarteten mich unzählige Aufgaben: Ich musste die Seifen auswickeln, das Schutzpapier von der Klobrille abziehen und mich auf die Suche machen nach der Eismaschine und dem Limo-Automaten auf dem Korridor. Doch das Allerwichtigste und damit der eindrucksvollste Augenblick der Reise war … der Anblick des blau erleuchteten Superpools mit Sprungbrett und allen Schikanen. Das Prozedere war jedes Mal dasselbe: Sofort nach dem Einchecken ins Bad, bevor die anderen es ewig blockierten, rein in die Badesachen, Handtuch greifen, und schon war ich unterwegs zum Pool. Ich rannte so schnell, dass das Handtuch von meinem noch etwas unförmigen Mädchenkörper rutschte. Mir war aufgefallen, dass sich, scheinbar im Schlaf, sonderbare Dinge mit ihm vollzogen – merkwürdige Wölbungen und Rundungen bildeten sich, und ich besaß den ungelenken Charme einer Heranwachsenden. Ständig zupfte und zerrte ich an mir herum, zog meinen Badeanzug aus der Po-Ritze, schlang mir das Handtuch über die Schultern, dann um den Hintern, dann wieder um die Schultern und schließlich um die Hüften, um meine Beine zu kaschieren. Auch im Hinblick auf meinen Badeanzug war mein Verhältnis gespalten. Einerseits liebte ich ihn, weil ich mich darin in den Pool stürzen konnte, andererseits war er mir verhasst, weil er so viel von meinem in der Metamorphose befindlichen Körper preisgab.

Jedenfalls stürmte ich durch die Dunkelheit zum Pool, der häufig vom riesigen Hotelschild erleuchtet war. Ich riss die schmale Metalltür auf und schrie »Jippiie«, bevor ich mich kopfüber ins Tiefe stürzte. Mich kopfüber in etwas hineinzustürzen, sollte zu einer Art rotem Faden in meinem Leben werden (siehe auch Lauras Bekenntnis »Der D-Liga-Freund«, Seite 121). »Ich bin im Wasser«, jubelte ich begeistert, denn im Wasser war kein Platz für meine negativen Gedanken, für meine Zweifel und mein mangelndes Selbstwertgefühl. Hier war ich sicher vor der Verlegenheit wegen meiner sich entwickelnden Weiblichkeit und den Problemen mit meinen konkurrierenden Brüdern. Und noch ein Vorteil: Meine Größe spielte keine Rolle mehr. Ich konnte aufhören, mir Gedanken um meinen seltsam geformten Hintern und meine sprießenden Brüste zu machen. Mit dem Eintauchen in die samtige blaue Tiefe war ich schlagartig sämtlichen jugendlichen Peinlichkeiten entflohen. Die Haare klebten platt an meinem Kopf, ich konnte Wasserblasen aufsteigen lassen, und ich konnte … dahintreiben. Einmal im Pool, war es schier unmöglich, mich wieder an Land zu bekommen. (Ich könnte problemlos dort leben, als Meerjungfrau oder so, müsste nie wieder mein Gewicht spüren, mir nie wieder überlegen, welche Klamotten ich anziehen sollte, um meinen Körper zu verbergen. Nie wieder, für den Rest meines Lebens!)

Aber irgendwann kam immer der Moment, in dem ich meinen Hintern wieder an Land schwingen und am ganzen Leib zitternd in unser Zimmer zurückkehren musste. Manchmal musste ich pitschnass auf der Bettkante sitzen und warten, weil meine Brüder oder meine Eltern das Badezimmer endlos lange mit Beschlag belegten. Aber das war es wert. Jeden einzelnen Moment. Selbst die spitzen Kieselsteinchen, die sich auf dem Weg in meine nackten Fußsohlen bohrten, meine schrumpeligen Finger, ja, auch das widerliche Gefühl, sich aus dem klammen Badeanzug zu schälen und in den Schlafanzug zu schlüpfen, war Teil des schmerzlichen, aber zugleich herrlichen Erlebnisses. Ich hatte gespürt, wie es war, sich selbst zu lieben, hatte gespürt, wie ich während dieser köstlichen Stunden im Pool von der Bürde meiner Jugendjahre befreit war. Danke, Mom und Dad, für diese wunderbaren Ferien. Danke, Holiday Inn, für den herrlichen, erleuchteten Pool – zu bezahlbaren Preisen. Danke für meine erste außerkörperliche Erfahrung, dem hellen Licht entgegen … und dem großen Unbekannten.

Feiertagsfreuden

Feiertage sind gemeinhin die perfekte Gelegenheit, sich von der gesamten Familie auf einmal drangsalieren zu lassen. Das kann auch ein Vorteil sein. Wenn Sie gerade erst damit angefangen haben, Ihren Big Fat Ass zu lieben, schlagen wir vor, dass Sie nicht dagegen ankämpfen. Fügen Sie sich dem Gräuel von Weihnachten und einem Erntedankfest im Kreise Ihrer Lieben. Feiertage sind ganz besondere Zeiten im Jahr, während derer man all die Familienmitglieder sieht, zu denen man im vergangenen Jahr keinen Kontakt hatte. Das bedeutet, dass man sich damit auseinandersetzen muss, wie viel man im letzten Jahr gewogen hat, und sich die spitzen Kommentare von Tante Midge anhören darf, die sich über dürre Mädchen auslässt und einem aufs Auge drückt, wie viele Heiratsanträge Cousine Angie bekommt. (Natürlich wird sie das auch dann erzählen, wenn man selber bereits das dritte Mal verheiratet ist.) Diese einzigartigen, traditionellen Familienfeiertage werden immer gleich ablaufen … inklusive der durch zügellosen Alkoholgenuss ausgelösten Streitereien, Fressattacken, Wutanfälle und gegenseitigen Vorwürfe wegen irgendwelcher längst vergangener Jugendsünden. Der Vorteil ist, dass man seinen durchgeknallten Verwandten kaum wird Beachtung schenken können, weil man viel zu sehr damit beschäftigt ist, sich selbst zu mästen, als hätte man Ambitionen, beim nächsten Karnevalsumzug als Paradewagen zu fungieren. Wie sagte Erma Bombeck so schön: »Ich stamme aus einer Familie, in der Bratensoße als Getränk galt.«

WeightWatchers organisiert vor größeren Feiertagen wie

Weihnachten Notfalltreffen, weil sie wissen, dass wir auch in diesem Jahr wieder mit Unmengen von Leckereien konfrontiert sein werden. Sie wissen auch, dass wir in dieser Jahreszeit emotionale Wracks sind und Essen dazu benutzen, um unsere schiere Hoffnungslosigkeit und unseren Mangel an Selbstvertrauen zu kompensieren. (Vergessen Sie nicht, bei all den Partys ein Dauerlächeln auf Ihrem Gesicht festzuzementieren.)

Zeitschriften und Fernsehsendungen widmen sich vor den Feiertagen in aller Ausführlichkeit dem Thema, wie man diese Phase hemmungslosen Feierns möglichst unbeschadet übersteht. Beispielsweise wird einem geraten, zwei Schalen Kirschtomaten zu essen, bevor man sich auf den Weg zur großen Silvesterfeier macht. Aber wir fragen uns, wieso um alles in der Welt man Feiertage hinter sich bringen sollte, ohne sich hoffnungslos zu überfressen. Ist das nicht der Sinn des Ganzen? Genau an diesen Tagen verwandeln wir uns doch routinemäßig zu Mastschweinen. Thanksgiving und Weihnachten sind die beiden wichtigsten Feiertage in Amerika. Mit ihnen wollen wir anfangen.

Happy Thanksgiving

Thanksgiving ist ein Feiertag, den wir ausschließlich dem Essen widmen. Somit ist es völlig zwecklos, genau dann mit einer Diät anzufangen. Es ist ein Tag, der im Kalender eines jeden B-FABs rot angestrichen werden sollte. Oberstes Kleidungsgebot: schwarze Hosen mit hohem Stretchanteil. Das ist die Feiertagsuniform, die man am besten mit einem Oberteil trägt, das zwei Nummern größer ist als sonst. Und keine Truthahn-Aufnäher auf den Taschen. Das sieht albern aus.

Aber das Problem sind im Grunde nicht die Applikationen,

sondern das Essen selbst. Man kann es nicht heimlich essen, und die Familienmitglieder werden einem unweigerlich jeden Bissen unter die Nase reiben. Man wird es vielleicht nicht im selben Maß genießen können wie zu Hause, wo einem nur die Katze zusehen kann. Und Maunz & Co. sind gewiss toleranter und weniger urteilsfreudig als Großtante Susan. Wenn man erst mal losgelegt hat, besteht die Gefahr, dass es kein Halten mehr gibt. Schon erstaunlich, wie viel in so einen Magen passt, wenn man ihn nur langsam genug füllt – aber Vorsicht: Nicht zu langsam essen, schließlich will man nicht, dass der Verdauungstrakt mitbekommt, dass man längst satt ist. Die beste Vorgehensweise für Thanksgiving ist es, mit seinen Lieblingsspeisen anzufangen, nur für den Fall, dass man sich bis zur Ohnmacht vollfrisst. Wer will schon das Bewusstsein verlieren, bevor man die leckere Kürbispastete probieren konnte?

Anmerkung: Footballmatches mit der Familie sollte man ebenso konsequent aus dem Weg gehen wie dem Rechen von Laub. Es gibt an diesem Tag keinerlei Veranlassung zu irgendeiner körperlichen Betätigung – stattdessen sollte man sich lieber vor Langeweile bis zum Platzen vollstopfen. Wir machen das immer. Wir lieben es. Man sollte außerdem mehrere Nickerchen einplanen. Man wird sie brauchen, weil Truthahn ja Tryptophan enthält, was müde macht. Wenn man aufwacht, kann man das Herunterschlingen der Reste damit rechtfertigen, dass man Energie für das nächste Nickerchen braucht.

Ho-ho-ho

Wenn Weihnachten vor der Tür steht, hat die Fressgier endgültig die Oberhand gewonnen, und man hat den Kampf gegen sie längst aufgegeben. Mit der Ausrede »Aber es ist doch

Weihnachten!« lassen sich jede Menge Rumkugeln rechtfertigen. Es ist die stressigste Zeit im Jahr für kaputte Familien (siehe auch Janettes Bekenntnis »Chronik eines Weihnachtsabends«, Seite 261). Zu viel Essen hat schon in der Vergangenheit stets funktioniert, um Feiertage erträglich zu machen – und unsere Devise ist: Was noch funktioniert, muss nicht repariert werden. Wir empfehlen, jeden Tag der Feiertagssaison mit ein paar Gläsern Wein zu beginnen. Damit können Sie leichter vergessen, wie unangenehm Ihre Hosen spannen (es sei denn, Sie tragen tatsächlich eine der erwähnten Stretchhosen in Übergröße, was die beste Lösung überhaupt ist).

Der Dezember hat noch einen weiteren Vorteil: Man ist pleite, weil man sämtlichen Leuten in seinem inneren und äußeren Dunstkreis Geschenke gekauft hat. B-FAB Janette macht es anders: Sie liebt Weihnachtseinkäufe und muss sehr, sehr häufig in die Geschäfte gehen. Das liegt daran, dass sie jedes Mal mit zwei Tüten für sich selbst nach Hause kommt und völlig vergessen hat, den Golfschlägerschutz für Onkel Donny zu besorgen, wegen dem sie überhaupt in die Stadt gegangen ist.

Weihnachten ist für viele von uns auch eine reichlich kostspielige Angelegenheit, weil wir so viele Extrasitzungen beim Therapeuten brauchen. Im Allgemeinen (wenn auch nicht immer) ist Weihnachten eine Zeit, die man ganz bewusst mit den nervtötenden Familienmitgliedern verbringt, deren fiese Gemeinheiten einen überhaupt erst zu dem Fettkloß gemacht haben, der man heute ist. Aber bitte. Ziehen Sie sich diesen unglaublich leckeren kandierten Riesenapfel mit Karamellüberzug ruhig rein. Helfen tut es bestimmt. Mit der Diät können Sie ja wie alle anderen auch im Januar anfangen – nicht dass es diesmal besser funktionieren würde als in all den Jahren zuvor.

Eine Versuchung namens Halloween

Halloween ist der Feiertag, der die alljährliche Fresssaison vom 31. Oktober bis zum 1. Januar (plus zwei Wochen für den Verzehr der Reste) einläutet. Wenn man sich fett fühlt und überall nur Süßigkeiten lauern, kann man einfach nicht widerstehen, und wenn man zuschlägt, plagt einen prompt das schlechte Gewissen. Wohin man auch sieht: nichts als Süßigkeiten. (Ist Ihnen schon mal aufgefallen, dass niemand zugibt, dass er das Zeug kauft, und trotzdem bekommt man es an jeder Straßenecke? Da stimmt doch etwas nicht, oder?) Jedenfalls kann man keinen einzigen Laden betreten, ohne mit Regalen und Sonderflächen voller Süßkram konfrontiert zu werden. Und dann noch all die übrig gebliebenen Süßigkeiten, die von den hühnerärschigen Kolleginnen kiloweise ins Büro geschleppt und überall landminenartig verteilt werden. Man ist buchstäblich im Eimer. Seit der Kindheit strömt die unterschwellige Botschaft auf uns ein: Iss Süßes. Werde fett. Hol dir massenweise Löcher in den Zähnen. (Das ist ganz toll. Wir haben es ausprobiert.)

Halloween ist auch die Zeit im Jahr, in der manche unserer Freunde es wahnsinnig komisch finden, als Königin Elisabeth I. oder Jack Sparrow verkleidet durch die Gegend zu laufen, obwohl sie längst erwachsen sind. Aber es gibt Menschen, denen ist es einfach schon peinlich genug, nur fett zu sein, sodass sie nicht auch noch als fetter Pirat mit Augenklappe herumschlurfen müssen. Sollten wir uns dem Verkleidungszwang aus irgendeinem Grund (der erst noch erfunden werden muss) einmal nicht entziehen können, versuchen wir, es von der positiven Seite zu sehen. Auf diese Weise kann man vom Geist einer toten Dame aus dem 19. Jahrhundert besessen sein – und so tun, als seien Arsch und Oberschenkel lediglich Tournüre.

Halloween ist nicht jedermanns Sache. Wenn das auch auf Sie zutrifft, empfiehlt es sich, an diesem Tag keinesfalls das Haus zu verlassen, sondern das Licht auszuschalten und sich im Wandschrank zu verstecken, wenn es an der Tür klingelt. Ist so etwas normal? Klar, ist es. Für ein B-FAB ist so ziemlich alles normal!

Valentinstag – Leidenstag

Sie sitzen allein zu Hause, köpfen eine Flasche Baileys und lassen all die miesen Dates Ihres Lebens Revue passieren. Oh, vergessen Sie nicht damals, als Ihr Freund Ihnen ständig in den Ohren lag, ihm zu helfen, irgendeinen billigen Schnickschnack für den Geburtstag Ihrer Wohnungsgenossin auszusuchen, den er am Ende Ihnen zum Valentinstag überreichte. (Das war übrigens das Arschloch Todd – siehe auch Janettes Bekenntnis »Das Arschloch Todd«, Seite 109.) Aber das passiert uns allen. Deshalb ist es völlig unnötig, Ihrem Arsch die Schuld zu geben. Geben Sie den Männern die Schuld. Und zwar allen.

Der Druck, der am Valentinstag auf den Schultern der Frauen lastet, ist viel zu groß. Wenn es einen Tag im Jahr gibt, an dem man sich nach Herzenslust vollfressen dürfen sollte, dann ist es dieser. Laden Sie sich selbst zum Essen ein. Gießen Sie sich einen hinter die Binde. Essen ist ein wunderbares Allheilmittel gegen die Einsamkeit. Sagen wir ehrlich, wie es ist: Eine Schachtel Bonbons erfüllt uns mehr, als es jeder Mann zu tun vermag. Selbst wenn wir wie durch ein Wunder etwas haben, was als Beziehung durchgeht, wäre es dennoch zu viel erwartet, an diesem Tag wirklich glücklich zu sein. Alles an diesem Tag muss besser und größer sein als an jedem anderen. Letztes Jahr bekam Janette per Fax ein Werbeangebot für Rosen. Keine Ahnung, woher es kam, aber es handelte sich um ein »Valentinstag-Spezialangebot«! Und zwar wurden *Super-Rosen! Riesenrosen! Bessere Rosen!* angepriesen. (Wozu? Damit unser Arsch daneben zierlicher aussieht?) Auf diese Weise fanden wir heraus, dass es nicht mehr genügt, schnöde normale Rosen zu kaufen. Hier unser Vorschlag: Wenn dies Ihr erster Valentinstag mit Ihrem neuen Freund ist, sollten Sie darauf hoffen, dass er Sie mit einer kleinen zarten Knospe überrascht, damit noch Raum für Entwicklung bleibt. Andernfalls müsste er Ihnen zum zehnten Valentinstag wahrscheinlich einen rot angemalten Blumenkohl überreichen!

Valentinstag ist der Tag, an dem Sie etwas Rotes tragen sollten. Okay, aber nur als Oberteil. Tragen Sie niemals Ober- und Unterteil in derselben Farbe. So etwas lässt Sie aussehen wie einen farbigen Güterzug. Und lassen Sie sich auch nicht zu diesen gemusterten Spitzenblusen und -röcken hinreißen. Die Leute halten Sie sonst für Omar, den Zeltmacher. Völlig egal, wie viele Freundinnen Ihnen erzählen, Sie würden einfach umwerfend aussehen in diesem Tellerrock mit den Herzapplikationen, lassen Sie's! Sie lügen Sie nur an. Sie sehen grauenhaft darin aus! Die Leute werden glauben, ein Wanderzirkus gastiere darunter oder er beherberge einen Wurf Katzenwelpen oder, was noch viel schlimmer wäre, sie glauben, das sei Ihr Arsch!

Der 14. Februar ist der einzige Tag im Jahr, an dem es legitim ist, jemand anderem Unterwäsche zu kaufen. (Beim Geburtstagsgeschenk für eine Kollegin kommt einem schließlich nicht automatisch »Ich wette, sie trägt am liebsten Jockey – 100 Prozent Baumwolle« in den Sinn. Und wenn die Sprechstundenhilfe in der Arztpraxis nach 50 Dienstjahren in den wohlverdienten Ruhestand geht, kommt auch niemand auf die Idee, ihr einen Tanga zu kaufen.) Aber transparente Bodys, Push-ups und mit Federn besetzte Dessous sind meistens kein ideales Geschenk für ein B-FAB. Unsere Männer lieben uns so, wie wir sind. Ihrer Meinung nach sehen wir toll aus in der knappen Unterwäsche, die Sie uns zum Valentinstag strahlend überreichen. Wir hingegen haben Angst, sie wünschen sich insgeheim, dass wir darin einen Stangentanz hinlegen, der unsere Cellulite-Schenkel zum Schwabbeln bringt. »Lassen Sie's!«, sagen wir. Ziehen Sie sich rosafarbene lange Unterhosen an und ein weites Shirt, und genießen Sie den Tag. Und rächen Sie sich, indem Sie ihm Boxershorts mit Herzen drauf kaufen. (Soll *er* doch *Ihnen* darin etwas vortanzen.) Wie romantisch ist das denn? Er zieht seine Jeans aus, und darunter kommt Beppo, der Clown, zum Vorschein …

Der Nationalfeiertag

Für die meisten amerikanischen B-FABs stellt der 4. Juli eine gewaltige Herausforderung dar, weil dieser Nationalfeiertag mit dem obligatorischen Grillen im Kreise der Familie verbunden ist. Kartoffelsalat, Würstchen, Burger und die fette Tante Martha – dies sind nur einige der Bedrohungen, die uns dort erwarten. Man fühlt sich genötigt, etwas zu essen. Wir empfehlen für sämtliche Grillfeste, egal ob am 4. Juli oder jedem beliebigen anderen Tag, es einfach hinter sich zu bringen. Stürzen Sie sich ins Getümmel, am besten mit dem Kopf voran. Eine große Hürde besteht grundsätzlich darin, ein cooles Outfit zu finden, in dem man nicht wie Schweinskopfsülze aussieht. (Übrigens wird Schweinskopfsülze tatsächlich aus Teilen des Schweinekopfes hergestellt und ist damit sozusagen ein in Gelatine eingearbeitetes Schweinegesicht. Das schwabbelt wie Cellulite. Hmm, lecker.) Shorts sind meistens problematisch… die Gefahr, dass man sich die Innenseiten der Oberschenkel wund scheuert, ist einfach zu groß. Wir sind ziemlich sicher, dass die Gastgeber von Grillpartys spezielle Stechmücken importieren, damit man völlig zerstochene Arme und Beine kriegt (ganz egal, was man trägt) und sich ununterbrochen kratzen muss. (Mag sein, dass auch Sie sich die durchaus nachvollziehbare Frage stellen: »Wiege ich weniger, wenn diese elenden Blutsauger so viel abzapfen?«) Es gibt wohl nichts Unterhaltsameres für Umstehende, als einem dabei zuzusehen, wie man ständig seine juckende linke Arschbacke bearbeitet. Wir empfehlen in diesem Fall, eine Salatgabel oder eine Wunderkerze zu Hilfe zu nehmen. Selbst eine Gartenfackel wäre hier zweckdienlich.

Eine hübsche Idee ist es auch, sich am Nationalfeiertag die Landesflagge auf den Allerwertesten tätowieren zu lassen, um damit seinen Patriotismus unter Beweis zu stellen. Auf einem BFA könnten sogar noch die Flaggen sämtlicher Nachbarstaaten Platz finden. Jedenfalls sollten Sie Ihren Nationalfeiertag, welcher es auch immer sein mag, in vollen Zügen genießen. Im Mittelpunkt stehen das große Feuerwerk, der Paradeumzug oder die Blaskapelle… und nicht Ihr Hintern.

Aber Moment, da gibt's doch noch mehr

Damit hätten wir alle wesentlichen Fressfeiertage abgearbeitet, die uns einfallen. Wir wissen aber, dass es noch einen Haufen andere gibt – den Tag des Murmeltiers zu Lichtmess am 2. Februar, Ostern oder Mittsommer. Denken Sie ruhig selber mal nach. Wieso müssen wir ständig all die Arbeit machen? Feiern Sie diese Tage, und nutzen Sie sie als Auszeit von all dem Gejammer und Selbstmitleid. Tun Sie so, als wären Sie vollkommen normal, so wie alle anderen Leute auch. Essen Sie das Stück Buttercremetorte oder gönnen Sie sich das Bier vom Fass. Und dann lassen Sie's gut sein. Man sollte niemals den Wahrheitsgehalt von Cyndi Laupers Hymne unterschätzen: »Girls Just Want to Have Fun.« Also, los geht's, B-FAB! Worauf warten Sie noch?

Chronik eines Weihnachtsabends

Bekenntnisse eines Gründungsmitglieds von Janette Barber

Als manische Fresssüchtige kann ich mit einiger Überzeugung und mit dem Erfahrungshorizont jahrelanger therapeutischer Unterstützung sagen, dass ich esse, um anderen Problemen aus dem Weg zu gehen. Das ist der Grund, weshalb Feiertage eine solche Herausforderung für Menschen mit Essproblemen darstellen. All das Essen und noch dazu die Verwandtschaft – das ist verdammt viel, dem es aus dem Weg zu gehen gilt. Nachstehend habe ich einen zeitlichen Abriss über eines der Weihnachtsfeste im Kreise meiner Familie festgehalten. Ich bin sicher, in diesen drei Tagen habe ich drei Kilo zugenommen. Aber das ist okay, ich hab's gebraucht.

24. Dezember

13:00 Uhr

Mein Vater marschiert im Haus meiner Schwester umher und weist auf irgendwelche Flecken hin. »Da hinten auf dem Boden klebt irgendetwas Schwarzes« oder »Du hast da was auf deiner Bluse« oder »Was ist das auf deinem Schuh?« Meine Schwester erwidert nichts. Stattdessen geht sie in die Küche und schreit: »Ich habe vergessen, weshalb ich hier rein gegangen bin. Kann sich irgendjemand dran erinnern?«

13:15 Uhr

Ich frage mich, ob ich meiner Schwester sagen soll, dass ihre Haare ziemlich wüst aussehen. Als sie aus dem Badezimmer kam, erwähnte ich, dass mich ihre Frisur ein wenig an ein

Vogelnest erinnere. Sie schlang sich nicht die Arme um den Kopf und lief schreiend davon, so wie ich es an ihrer Stelle getan hätte, deshalb nehme ich an, dass sie sich so gefällt und ich lieber den Mund halten sollte.

Mein Vater zeigt sich wieder mal von seiner gewohnten Festtagsseite. Er erzählt uns, dass die Weihnachtskarten in diesem Jahr potthässlich gewesen seien, außerdem hätten sie ihm drei oder vier Dollar dafür abknöpfen wollen. Oh, aber es hätte auch welche für 99 Cents gegeben – »Was in Wahrheit ja ein Dollar ist« –, aber die hätten viel zu billig ausgesehen, um sie verschicken zu können. Und die Verse, mit denen sie bedruckt waren, hätten auch nichts getaugt.

15:00 Uhr

Der Fahrstil meines Vaters ist so fürchterlich, dass meine Schwester ganz leise und besänftigend auf ihn einredet, als hätte sie es mit einem Geistesgestörten zu tun. Das macht ihn wiederum nervös, sodass er ununterbrochen herumzappelt. Ich habe sowieso Angst beim Autofahren, egal wer hinterm Steuer sitzt. Deshalb machen wir ja zur Feier des Tages auch eine kleine Spritztour.

Es ist die reinste Qual. Fahren Sie mal mit einem 78-jährigen Greis mit arthritischen Knien einkaufen. Bitte. Machen Sie nur. Mein Vater bestand darauf, seinen Wagen zu nehmen, musste aber vorher erst einmal all den Müll im Fußraum einsammeln. Und die Warnungen folgten auf dem Fuß: Rutsch bloß nicht auf diesem Katalog aus. Pass auf die Tüte da auf. Sei vorsichtig mit den Papiertaschentüchern. Dann fuhr er auch noch über den Bordstein. (»Verdammtes Ding – wieso müssen die hier auch überall diese Kanten hinbauen?«)

16:05 Uhr
Wir sitzen im Colonial Times – einem Restaurant mit Bar, das meine Schwester Lanette so gern mag. Dort gibt es eine spezielle Happy Hour zu Weihnachten. Ich habe nicht daran gedacht, dass es klüger gewesen wäre, zu sagen, dass ich mir lieber eine Kugel durch den Schädel jagen würde, als irgendwo zur Happy Hour hinzugehen. Der Barkeeper hatte Lanettes Drink servierfertig, kaum dass sie ihren Mantel ausgezogen hatte. Sie schien nicht zu merken, dass das kein gutes Zeichen ist.

Vaters Bemerkungen zum Cappuccino: »Die Tassen sind aber nicht besonders groß. Wie viel verlangen die dafür? Kriegt man wenigstens kostenlos nachgeschenkt?«

16:40 Uhr
Beim Verlassen des Colonial Times besteht Lanette darauf, dass wir uns die Weihnachtsbeleuchtung außerhalb des Restaurants ansehen, obwohl es helllichter Tag und sie noch nicht einmal eingeschaltet ist. Lanette zwingt uns, das Restaurant durch den hinteren Ausgang zu verlassen und in dieser beißenden Schweinekälte einmal um das ganze verdammte Haus herumzulaufen, nur damit sie uns irgendwelche Lämpchen in den Sträuchern zeigen kann.

Zurück im Wagen, entspinnt sich folgender Dialog:
Vater: Wie viel haben die Drinks gekostet?
Lanette: Die Cocktails?
Vater: Ja.
Lanette: Sechs Dollar, glaube ich.
Vater: Weißt du es etwa nicht genau?
Lanette: Ich habe nicht den Preis für jede Kleinigkeit im Kopf.
Vater: Zu meiner Zeit hat man dafür höchstens einen Vierteldollar hingelegt.

Lanette: Tja, das wäre schön, wenn es heute noch so wäre. (Er fährt weiter.)
Vater: Diese verdammten Autos müssen alle auf einmal hinter mir sein, wenn ich die Spur wechseln muss.
Ich: Wo denn? Wie willst du fahren?
Lanette: Hier ist es prima. Er muss die Spur überhaupt nicht wechseln. Das ist die Überholspur.
Vater: Also ich ziehe jetzt auf die andere Spur. Sollen sie doch sehen, wo sie bleiben.
(Reifenquietschen und Hupen. Wir sind jetzt auf der linken Spur.)

19:00 Uhr
Ein Gesprächsthema, das einen ganz automatisch in Feiertagsstimmung bringt:
Vater: Irgendwie ist es, als wärt ihr gestern noch kleine Mädchen gewesen. Und man kann noch nicht mal sagen, ihr wärt mittleren Alters, weil sowieso kaum einer hundert Jahre alt wird.

Wir sagen, wir würden uns an Weihnachten lieber über andere Dinge unterhalten. Meine Schwester schlägt die Gemüsesuppe als Gesprächsthema vor. Ich werfe ein, vielleicht fänden wir ja etwas Passenderes. Zu Weihnachten müsse es doch etwas anderes als den eigenen Tod oder gekochtes Gemüse geben, worüber man sich unterhalten könne.

Vater: Die Zeit vergeht unaufhörlich. Sie wartet auf keinen.

21:30 Uhr
Vater: Das Leben geht so schnell dahin. Die Jahre verfliegen, jede Stunde, jede Minute. Tick, tack, tick, tack.

22:15 Uhr
Vater ist zu Bett gegangen, und Lanette und ich köpfen eine Flasche Tequila. Eigentlich ist Weihnachten ja doch nicht so übel. Wo sind eigentlich die Kekse? Ich wette, es sind noch ein paar Brownies übrig. Wow, schon besser. Vielleicht hat Lanette ja auch in diesem Jahr diese unglaublich leckeren Kokosquadrate mit Schokosplittern gebacken. Oder sie überrascht mich mit einem Schoko-Karamell-Kuchen. Wen kümmert schon mein fetter Arsch? Wo ist der Eierpunsch?

Mittlerweile lebt mein Vater in einem Heim für Demenzkranke. Wer hätte gedacht, dass mir unsere verrückten Feiertage einmal fehlen würden? Wir besuchen ihn jedes Jahr zu Weihnachten, obwohl er keine Ahnung hat, dass Weihnachten ist. Und er weist uns immer noch auf Flecken hin. Nur das Vogelnest ist vom Kopf meiner Schwester verschwunden.

Ein Wort zum guten Schluss: Die Kunst der Masse

Sehen wir den Tatsachen noch einmal ins Auge – auf dem Weg zur Erleuchtung gibt es keine Abkürzungen. Dieses Buch hat Ihnen eine Vielzahl an Geschichten und Bildern unter Verwendung der Analogie des Arsches geliefert, um plausibel zu machen, wie und wo im Leben wir auf unsere Kehrseite setzen sollten. Wir wollten Ihnen vermitteln, dass Sie mit Ihrer wunderbaren Einzigartigkeit schon viel zu lange hinterm Berg halten. Den Großteil Ihres Lebens haben Sie sich mit Ihrer Selbstkritik, Ihrem Perfektionismus und dem ständigen Vergleichen mit anderen innerlich selbst zerfleischt und sich damit viel zu viel kostbare Lebenszeit geraubt. Es ist Zeit, endlich nicht mehr mit der Liebe für sich selbst zu geizen. Lassen Sie die alten Geschichten hinter sich. Jede Einzelne von Ihnen ist ein wunderbares Fat Ass Babe voll wunderbarer Gedanken und Gefühle, die Sie mit sich selbst und Ihren Haustieren teilen können. (Okay, der Rest der Welt darf auch daran teilhaben.)

Versetzen wir uns in eine andere Ära. Ist »kurvig« nur ein anderes Wort für »fett«? Marilyn Monroe trug Kleidergröße 42 und würde nach heutigen Standards folglich als fett eingestuft. Und doch gilt sie als eine der schönsten Frauen, die jemals auf diesem Planeten wandelten. Diese Frau war heiß! Wäre sie jedoch heute ein Hollywood-Starlet, würde kein Mensch sie engagieren. Stattdessen würde man sie als Erstes auf die Cayennepfeffer-Diät setzen. Was ist nur in den letzten 30, 40 Jahren passiert, dass Kurven heute so gar nicht mehr angesagt sind? Elizabeth Taylor, Jayne Mansfield, Jane Russell,

Mae West, Sophia Loren – sie alle waren und sind doch unglaubliche Frauen!

Natürlich schwanken die Idealmaße von Generation zu Generation. Vor den Kurvenschönheiten waren die Flapper-Mädels am Ruder. In dieser Generation mussten Frauen knabenhaft sein wie Nicole Kidman. Okay, das ist nur Geschichte, aber Geschichte kann wirklich übel sein – man denke nur an die Pest oder daran, was sich im Kolosseum in Rom abgespielt hat. Was soll man tun? Wir empfehlen folgende Verteidigungsstrategie: Das nächste Mal, wenn Ihnen jemand vorschlägt, doch eine Diät zu machen, sehen Sie ihm oder ihr in die Augen und antworten einfach: »Nein, danke, ich huldige einer anderen Ära – nämlich der, als Frauen noch wie Frauen und Männer wie Männer aussehen durften und BHs die Funktionstüchtigkeit von Schlachtschiffen besaßen.«

Wir müssen füreinander da sein, uns gegenseitig loben und zujubeln, wenn wir ein neu gesetztes Ziel im privaten oder beruflichen Bereich oder gar an der Unterhosenfront erreicht haben. Ihr erstes Ziel, nachdem Sie dieses Buch zu Ende gelesen haben, sollte sein: Rufen Sie einen Fanklub für sich selbst ins Leben. Finden Sie Wegbegleiter, Coaches und Freunde, die Sie nicht auslachen oder über Sie urteilen, sondern das Selbst erkennen können, das sich unter Ihrem fetten Arsch verbirgt.

Natürlich können Sie immer noch entscheiden, allein zu bleiben, wie der Lone Ranger oder die Sieben-Millionen-Dollar-Frau, aber bitte merken Sie sich eins: Menschen, die den Helden spielen müssen, sind oft allein, Kumpel und Handlanger hin oder her. (Für die Bösewichte gilt genau dasselbe: Catwoman stromerte einsam auf der Suche nach Milch durch finstere Gassen. Hat sie welche gekriegt?) Bitte verstecken Sie sich nicht hinter der Fassade der einsamen Wölfin, die in Wahrheit nichts als ein schwach ausgeprägtes Selbstwertgefühl verbirgt. Nehmen Sie das perfektionistische Wonder-Woman-Cape ab und zeigen, wer Sie sind. (Abgesehen davon sind Capes häufig lästig und sowieso nur im Weg. Beispielsweise kann man beim Sprung auf Hochhäuser darüber stolpern … und die Rechnung für die Reinigung ist gewaltig.)

Zu mehreren macht es mehr Spaß. Finden Sie uns, wir finden Sie, und wir werden Ihnen helfen, sich zu finden, während wir uns selbst finden. (Äh. Wie war das gerade?) Leben Sie Ihr Leben. Gehen Sie Wege, die kein Big Fat Ass jemals vorher beschritten hat. Seien Sie sich darüber im Klaren, dass jede Veränderung, vor allem aber die Veränderung zu einem wunderbaren Leben mit einem wunderbaren Prachtarsch eine Menge Geduld und Zeit erfordert. Und Hämorrhoidensalbe. Sie allein sind die Inhaberin dieses Unternehmens, das Ihren Namen trägt, und es ist an der Zeit, dass Sie Ihr tolles, außergewöhnliches Leben endlich in Angriff nehmen. Reisen Sie! Verlieben Sie sich! Machen Sie etwas aus sich. Genießen Sie das Leben. Niemand ist besser als Sie, und genau das werden wir Ihnen jeden Tag aufs Neue sagen, wenn Sie es uns erlauben. Besuchen Sie unseren Blog. (Wir wünschten, man hätte sich einen anderen Namen für ein so umfassendes, tiefschürfendes kulturelles Phänomen einfallen lassen. Blog! Also bitte!)

Ihre Zukunft wartet auf Sie. Vergessen Sie Ihre Vergangenheit, lassen Sie sie hinter sich. Wir sind für Sie da, gehen mit Ihnen durch dick und dünn. Schicken Sie uns Ihre Geschichte per E-Mail. Erzählen Sie uns, wie Sie Ihr fettes Problem gemeistert haben oder aber wie es Sie auch heute noch immer wieder einholt. Wir lassen andere an dieser Geschichte teilhaben, die »Oh Gott, genau dasselbe ist mir auch passiert« rufen werden. Sich uns anzuschließen ist die perfekte Gelegenheit, die einsame Insel Ihres Daseins zu verlassen. Die Küstenwache ist bereits informiert.

Also starten Sie durch. Wir tun es auch und kommen nun zum Ende. Es gibt nichts mehr über unsere fetten Ärsche, was wir noch nicht erzählt haben, nur das hier: Carpe diem. Leben Sie lang und in Frieden und … JABBA-DABBA-DUU-UUU!

A(r)s(ch)trologisches

Während wir damit beschäftigt sind, unsere BFAs lieben zu lernen, unterliegen wir so vielen anderen unsichtbaren Kräften, die wir nicht beeinflussen können. Eines der großen Wunder des Lebens ist, dass B-FAB Laura nicht nur eine Autorin ist, die gelernt hat, jedes Pfund an sich zu lieben, sondern sich auch als Astrologin betätigt. Lauras Mutter war eine hervorragende Astrologin, ebenso wie ihre Tante Gloria, die Schwester ihrer Mutter. (Überraschung! Sie hätten bestimmt nicht gedacht, dass Laura in diesem Buch noch etwas Positives über ihre Mutter sagen würde, jede Wette.) Es heißt, hellseherische Gaben seien eine in der Familie verankerte Veranlagung. Übrigens trägt Laura einen Pony, um ihr drittes Auge zu kaschieren.

Planetentransite und Vorhersagen werden von der jeweiligen Position der Gestirne zu einem festgelegten Zeitpunkt bestimmt. Die Astrologie als Wissenschaft existiert bereits seit über 5000 Jahren. Wenn Sie noch nie das große Jahreshoroskop in der *Cosmo* gelesen haben und noch nicht einmal Ihr Sternzeichen kennen, müssen wir vermuten, dass Sie Ihr bisheriges Leben hinterm Mond verbracht haben. Albert Einstein glaubte übrigens an die Macht der Gestirne, ebenso wie viele Präsidenten und Staatsoberhäupter. In diesem Kapitel wollen wir uns den Tierkreiszeichen und deren Zusammenhang mit Ihrer Kehrseite widmen.

Widder
(21. März–20. April)

Widder lieben das Spiel. Setzt man sie in einen Sandkasten, haben sie innerhalb von Rekordzeit eine Abfüllfirma für Sand ins Leben gerufen. Eine unserer beiden geschätzten Initiatorinnen der B-FAB-Bewegung ist Widder – unsere wunderbare B-FAB-Schwester und Göttin Laura Banks. Wenn es darum geht, sich selbst zu lieben und an die erste Stelle zu setzen, kennt sie nur ein Motto: keine Gefangenen. Ihr Planet, Mars, ist das Kriegszeichen. Wie jeder brave Soldat lässt auch Laura sich nicht zum Jammern hinreißen (beim allmorgendlichen Anblick der Waagenanzeige zum Beispiel), indem sie dafür sorgt, dass sie viel zu beschäftigt dafür ist. Widder sind die Meister der To-do-Listen. Weibliche Vertreterinnen der Hörnchenträger sind regelrechte Wirbelwinde und immer in Bewegung. Sie reduzieren den Umfang ihres Hinterteils häufig dadurch, dass sie wie Bienen immer durch die Gegend schwirren und niemals länger als ein paar Sekunden still sitzen können. Sie besitzen die Aufmerksamkeitsspanne einer Stubenfliege – wenn Sie ihnen also etwas zu sagen haben, kommen Sie zügig zur Sache.

Was isst die Widderdame am liebsten? Vorspeisen. Schließlich kommen sie als Erstes auf den Tisch. Wenn sie aus unerfindlichen Gründen gezwungen ist, wohl oder übel zu warten, um gemeinsam mit anderen Gästen ihre Mahlzeit einzunehmen, kann sie ziemlich übellaunig werden. Es ist schließlich nicht ihre Schuld, wenn der Rest der Bande zu spät zum Essen kommt. Isst Frau Widder genug von ihrem Nachos-Vorspeisenteller, wird sie sich höchstwahrscheinlich zum Hauptgang entschuldigen und nicht wieder an den Tisch zurückkehren. In der einen Minute saß sie noch brav am Tisch, in der nächsten ist sie bereits fort und joggt eine Runde um den Block. Und während sie läuft, erfindet sie, oh, keine Ahnung, vielleicht eine Heilmethode für Krebs. (Nicht zu verwechseln mit dem Sternzeichen.)

Stier
(21. April–20. Mai)

Stierdamen neigen dazu, schneller zuzulegen als Janet Jackson. Wir sind nicht ganz sicher, weshalb das so ist, aber es muss wohl irgendwie mit Essen zusammenhängen. Und zwar in rauen Mengen. Wenn Sie also Stier sind, dürfte Essen für Sie das Größte auf der Welt sein. Das liegt daran, dass Stiere so häusliche Wesen sind. Eine Stierdame kann sich von nichts als Reiscrackern ernähren und trotzdem sofort ein Pfund zulegen – und wenn der Wind aus der verkehrten Richtung weht, kommen gleich noch mal fünf drauf. Ein Stier-Babe kann vier, fünf, sechs Meter von der Küche entfernt stehen, und sowie ihr der Geruch von etwas Leckerem in die Nase steigt, schnellt sie aus ihrer Buddha-Position hoch und steht in nicht mal fünf Sekunden mit einer Gabel bewaffnet neben dem Herd. Dann kehren ihre geblähten Nüstern in ihre Ursprungsform zurück, sie nimmt wieder menschliche Gestalt an, schenkt einem dieses hinreißend feminine Lächeln und fährt fort, das Essen wie ein Pferd in sich hineinzuschlingen.

Möglicherweise denken Sie jetzt: Zum Glück bin ich nicht Stier, und vielleicht bedauern Sie diese Geschöpfe sogar. Aber passen Sie auf. Auch Sie sind gegen den Einfluss dieser Sternenkonstellation nicht gefeit. Durchaus möglich, dass Sie Stier im Mond oder als Aszendenten haben, was Sie nur herausfinden können, indem Sie ein umfassendes Horoskop erstellen lassen. Wir alle benutzen Essbares, um Kontrolle über viele

Aspekte unseres Lebens zu erlangen, nur – wen wundert's – leider funktioniert es nicht.

Zwillinge
(21. Mai–21. Juni)

Als Meister der Kommunikation unter den Sternzeichen – mit dem geflügelten Götterboten Merkur höchstpersönlich als Herrscherplaneten – ist der Zwilling ein menschliches Thermometer. Es geht ständig rauf und runter. Ein Zwilling denkt folgendermaßen: Ich finde dich attraktiv. Findest du mich auch attraktiv? Bist du öfter hier? Krieg ich deinen Freund?

Zwillingsmädchen planen intuitiv jeden ihrer Züge und wissen stets, wann sie sich in den Vordergrund stellen müssen. Aufgrund ihrer Wechselhaftigkeit kann der Thermostat ununterbrochen zwischen heiß und kalt hin und her springen. In der einen Minute sind sie noch wild entschlossen, die Party zu verlassen, in der nächsten überlegen sie es sich anders und gehen auf die Bühne, um Karaoke zu singen. Zwillinge sind so bezaubernd, dass diese leise Schizophrenie, die ihnen zu eigen ist, kaum ins Gewicht fällt. Sie sind nicht auf einer Party, sondern sie *sind* die Party. Da sie eher große Redner, aber keine sonderlich großen Esser sind, treiben sie Ihre Cateringrechnung wohl kaum in die Höhe. Denken Sie daran – Zwillinge können gleichzeitig essen und Reden schwingen. Diese Leute jonglieren lässig alles, was im Doppelpack daherkommt: zwei Unterhaltungen, zwei Minikuchen, zwei Menschen. (Was genau Sie sich darunter vorstellen, bleibt allein Ihrer Fantasie überlassen.)

Im Hinblick auf Selbstverachtung oder Selbstwertgefühl kommt es darauf an, welchen Teil ihrer Persönlichkeit man gerade vor sich hat. In aller Regel leidet der Zwilling eher unter Verwirrung als unter Selbsthass. Zwillinge mögen es gern unbeschwert, was jede Form von kritischer Selbstbetrachtung hinfällig macht. Sie wollen sich nicht mit Unerfreulichem herumschlagen. Und ist das nicht fantastisch? Wir alle können von diesen verspielten Pionieren lernen und mehr Spaß, Freude und Lässigkeit in unser Leben einziehen lassen.

Krebs
(22. Juni–22. Juli)

Wir lieben diese Mädels, weil man stets weiß, woran man mit ihnen ist – fett und übellaunig, das sind die magischen Worte, wenn man von den Krebsdamen spricht. Der Mond mit seiner Zu- und Abnahme spiegelt sich üblicherweise im Gemüt des Krebses wider, und auch sein Gewicht unterliegt einem ewigen Auf und Ab. Als Krebs sind Sie launenhaft und ununterbrochen auf der Suche nach Zerstreuung – für gewöhnlich in Form von tröstlichem Essen, gern in Form von leckerem Kartoffelpüree, Braten oder Hühnchen. Krebse inspirieren uns alle zu ungeahnten Höhen oder Tiefen. Oder Breiten. Was auch immer.

Der Vorteil am Krebsdasein ist, dass Sie die geborene Hausfrau sind. Wenn Sie nicht damit beschäftigt sind, Ihrer Griesgrämigkeit zu frönen, lieben Sie es, sich, andere und den Rest der Welt zu versorgen und zu verköstigen. Normalerweise haben Krebsdamen alle Hände voll damit zu tun, die Angelegenheiten anderer zu regeln, was ihre Art der Flucht vor ihrem eigenen Hinterndilemma darstellt. Es täte Ihnen als Krebsin gewiss gut, zwei Beziehungen vor alle anderen zu stellen – die zu Ihrer Küche und die zu Ihrem Therapeuten.

Löwe
(23. Juli–22. August)

Der Löwe ist der König des Dschungels, steht für die Farbe Gold und in der weiblichen Ausprägung für die Meisterin des ungehemmten Kreditkarteneinsatzes. Einkaufen ist die perfekte Ablenkung von jedem physischen Makel der Körperrückseite. Mahlzeiten im löwischen Heim sollten auf goldenen Tellern mit jeder Menge Soße und gefolgt von einem flambierten Dessert serviert werden. Von vorne bis hinten in einem schicken Restaurant bedient werden – so hegen und pflegen Löwinnen ihren BFA am liebsten. Sie haben beim Essen auch gern schöne Menschen um sich herum. Achten Sie deshalb darauf, dass Sie mit Löwinnen stets nur in den angesagten Etablissements unterwegs sind … wie dem Hooters. (Wir haben gehört, die Chickenwings dort seien erstklassig.)

Löwen besitzen einen gewaltigen Appetit, sind gleichzeitig aber oft in der glücklichen Lage, dass sich das Fett gleichmäßig über ihren riesigen goldenen Leib verteilt. Wahrscheinlich sind sie mit Entourage unterwegs. Wenn Sie Glück haben, bei einem Essen den Platz neben einem Löwen zu ergattern, kommen Sie automatisch in den Genuss royalen Services. Das Personal wird instinktiv zu Ihnen hingezogen und schenkt Ihr Wasser- und Weinglas als Erstes voll, serviert oder räumt Ihren Teller vor allen anderen ab oder setzt sich gar auf Ihren Schoß. (Viel Spaß dabei.)

Jungfrau (23. August–23. September)

Zu nervös zum Essen? Angst vor Keimen oder ob Sie auf irgendetwas in der Soße allergisch sein könnten? Willkommen in der Welt der Jungfrau. Jungfrauen bekommen ihren fetten Arsch als Resultat dessen, was wir als »nervöses Essen« bezeichnen. Die Durchschnittsjungfrau wird die Kosten bereits im Kopf überschlagen, während sie sich ganz vorsichtig einen winzigen Bissen auf die Zungenspitze legt. Hier sind einige der möglichen jungfräulichen Gedanken:

- Habe ich die Katzentoilette sauber gemacht?
- Habe ich vergessen, heute Morgen mit meinem Mann zu schlafen?
- Wie komme ich aus dieser Toilette raus, ohne die Türklinke zu berühren?
- Ich brauche dringend mehr Notizzettel.

Positiv ist, dass Jungfrauen die geborenen Heilerinnen mit tadellosen Manieren und einem überraschenden Sinn für Humor sind. Sie gehören zwar den Erdzeichen an, sind jedoch im Gegensatz zu ihren Erdzeichenfreunden, Steinbock und Stier, aus irgendeinem Grund dem Urknall mit einem trockenen Scherz entgangen. Diese Eigenschaft beruhigt ihre Nerven und beschert ihnen viele begeisterte Fans. Und ihr angeborenes Verständnis für den eigenen Körper und die Gesundheit macht Jungfrauen zu den besten Freundinnen, die man nur haben kann – sie bringen uns allen bei, welche Speisen in unser eigenes Töpfchen und welche ins Kröpfchen unserer Haustaube wandern sollten. Danke, liebe Jungfrau.

Waage
(24. September–22. Oktober)

Die Waage ist das siebte Tierkreiszeichen. Die Zahl sieben steht für Beziehungen. Sie liegt dem willensstarken Zeichen Widder direkt gegenüber, bei dem sich alles nur ums »Ich, ich, ich« dreht. Gemeinsam können sich die beiden zu ungeahnten Höhen aufschwingen. Waagen besitzen die unnachahmliche Gabe, andere zur Arbeit zu bewegen, und Sie sind kokette und äußerst flirtfreudige Geschöpfe mit erstaunlicher Überzeugungskraft. Sie bringen Wildfremde dazu, ihren Müll rauszutragen, ihr Badezimmer neu zu streichen oder sie zu heiraten. Sie heben nicht gern schwer und strengen sich nur ungern an. Im Aussitzen sind sie famos. Das ist der Grund, weshalb so viele Waagen echte Prachtärsche besitzen. Unser hinreißendes und talentiertes B-FAB Janette ist Waage und balanciert die eher impulsive Persönlichkeit von B-FAB-Mitgründerin Laura aus. Dem Himmel sei Dank für diese Freundinnen. Zusammen ergeben sie eine vernünftige und ziemlich normale Frau.

Wenn Sie vorhaben, eine Party zu schmeißen, können wir Ihnen nur empfehlen, eines dieser wunderbaren B-FABs mit Sternzeichen Waage einzuladen. Der Kampfschrei dieses Venus-Babes ist »Und alle bringen ein, zwei Sachen zu essen mit«. Und ehe man sich versieht, biegt sich der Tisch unter dem Gewicht der Leckereien, und man könnte glauben, das »Superbabe der Fairness und Balance« hätte alles höchstpersönlich zubereitet. Klammheimlich wird sie die Reste in der hintersten Ecke ihres Kühlschranks bunkern und als Mitternachtssnack verputzen, wenn alle endlich nach Hause gegangen sind und das arme Mädchen allein zurückgelassen haben.

Skorpion
(23. Oktober–22. November)

Skorpione haben die Nummer acht im Tierkreis inne. Die Zahl acht besteht aus zwei identischen Kreisen, und der Skorpion lebt in einer der beiden Hemisphären. Entweder er kreist wie ein Adler über allem, oder aber er verkriecht sich unter Steinen wie eine Eidechse. Aus diesem Grund ist der Skorpion auch das am meisten missverstandene Zeichen von allen. Diese weiblichen Teufel haben unglaubliche Gelüste – Leidenschaften, die aus ihrer Existenz im ständigen Überlebensmodus herrühren. Skorpione sind die besitzergreifendsten aller Sternzeichen, und wenn sie es aus irgendeinem Grund auf Sie abgesehen haben, sind Sie so gut wie tot. Denken Sie dran – Skorpion. Mit diesen Biestern sollte man es sich lieber nicht verderben.

Sie können ihre Partner regelrecht »fressen«. Skorpione verschlingen einen förmlich mit ihrem stechenden Blick und saugen einen aus bis auf die Knochen. Die meisten Menschen mit Sternzeichen Skorpion gieren nach anderen sinnlichen Genüssen als Essen. Für sie sind Küsse kleine Appetitanreger und Sex eine Vorspeise. Gerichte, an die sie nicht ohne Umschweife herankommen, sind erst recht aufregend und spannend für sie – Muscheln, Austern, Schnecken, Sushi, jede Form von weinenden Krusten- und Schalentieren. Werfen Sie einen Hummer in einen Topf heißes Wasser, und die Skorpione werden mit Begeisterung seinen Schreien lauschen. Skorpione lieben alles mit Soßen, einer geheimnisvollen Zubereitung und Alkohol. Der hilft, dieses ansonsten eiskalte Wesen ein wenig aufzulockern. Füllen Sie sie ab, und entlocken Sie ihr, mit wem sie ausgeht und welchen geheimen Abnehmtrick sie anwendet, um ungewollte Pfunde loszuwerden. Wenn Sie in der glücklichen Lage sind, einen Skorpion in Ihrem Leben zu haben, können Sie sich darauf verlassen, dass er oder sie Sie immer lieben wird – bis er oder sie es eben nicht mehr tut. Diese Mädels haben hellseherische Fähigkeiten: Fragen Sie sie nach den Lottozahlen oder welcher Kerl besser für eine ernsthafte Liaison geeignet ist.

Schütze
(22. November–20. Dezember)

Wenn Sie unter diesem Sternzeichen geboren sind, können Sie sich glücklich schätzen, Jupiter als Herrscherplaneten zu besitzen. Reisen, lachen, philosophieren und essen – all das lieben Sie. Sie haben die Mentalität eines Rockstars, vereint mit dem Glück eines Kobolds. »Ein bewegliches Ziel kann man nicht treffen« – so lautet Ihr Motto. Ob Ausbildung, Wertesystem oder die großen Abenteuer des Lebens – Sie stürzen sich mit Begeisterung darauf. Die Büfetts auf Kreuzfahrtschiffen sind ganz besonders Ihr Ding. Lachend arbeiten Sie sich bis an die Spitze der Schlange vor und häufen dabei jedes Häppchen auf Ihren Teller, das Sie nur kriegen können.

Die Befürchtung, einen BFA zu bekommen, ist bei Schützedamen durchaus berechtigt, weil Essstörung für sie ein Fremdwort ist. Sie können immer essen, überall und sogar mit Wildfremden. B-FABs können mithilfe eines einfachen Tricks ihre Maße unter Kontrolle halten: Wenn Sie das nächste Mal bei einer B-FAB-Veranstaltung sind, kleben Sie Ihrer Freundin eine Haftnotiz auf die Stirn, auf der »Nicht vergessen – du isst gerade« steht. Eine weitere gute Nachricht im Hinblick auf Schützen ist, dass sie Feuerzeichen sind und somit eine beachtliche Kalorienzahl verbrennen, während sie über ihr jüngstes Konzept zur Erlangung ultimativen Glücks schwadronieren.

Steinbock
(21. Dezember–19. Januar)

Unter diesem Sternzeichen Geborene zeichnen sich vor allem durch ihren Sinn fürs Praktische aus. Dinge aufbauen, das ist Ihre Stärke: Tische, Stühle, Geschäfte, und Ihren BFA. Ihr Element ist die Erde – deshalb kann Ihr BFA beachtlich und steinhart werden. Steinböcke sind stoisch und gut geerdet. Ihre Beine besitzen möglicherweise die Stabilität von Tischbeinen, was Sie jedoch mit dem Tragen von Hosen kaschieren können. Schlaghosen sind besonders geeignet.

Frühstück, Mittag- und Abendessen sind die Säulen des täglichen Steinbockdaseins. Sie benutzen die Mahlzeiten gern dafür, um die Tageszeit daran abzulesen. Im Gegensatz zu Löwen oder Schützen brauchen Steinböcke keine Gesellschaft beim Essen. Sie können dabei ganz allein sein und ihre Mahlzeit bis zum letzten Bissen genießen. Die Steinbockdame lebt in ihrer eigenen Gedankenwelt, am Rand einer Klippe in irgendeinem entlegenen Zipfel der Welt, und macht sich nicht viel aus anderen Menschen. (Während sich der Rest der Familie um den Abendbrottisch versammelt, kann man Steinböcke zuweilen nur in Gesellschaft des Hundewelpen im Schlafzimmer finden mit einem Teller auf dem Schoß.)

Begegnen Sie bei einer seltenen Gelegenheit einem Steinbock bei einer Dinnerparty, nutzen Sie die Gunst der Stunde und fragen Sie ihn über alles aus, was Ihnen gerade einfällt, denn diese Menschen sind BFA-Universalgenies. (Die älteren Sternzeichen befinden sich am Ende des Tierkreises. Schütze, Steinbock, Wassermann und Fische gelten als universeller und absorbieren Informationen wie ein Schwamm.) Einen Steinbock können Sie alles fragen – wie man die perfekte Baisermasse hinbekommt, Vorhänge näht oder eine Buchhandlung eröffnet.

Wassermann
(22. Januar–18. Februar)

Wassermänner gehören zu den Luftzeichen – und sind die wahren Denker unter den Tierkreiszeichen. Sie könnten Breatharians sein (das sind diese Typen irgendwo in Kalifornien, die nur von Luft leben). Wassermann ist das Zeichen, das sich am wenigsten für Essen interessiert, deshalb sind Wassermänner häufig ziemlich dünn, aber es kümmert sie einen feuchten Kehricht, wie sie aussehen. Ihnen ist viel wichtiger, dass alle miteinander auskommen und in Frieden leben, verdammt noch mal. Wenn sie nicht gerade versuchen, die Welt zu retten, erfreuen sie sich an Bio-Kost und singen »Kumbaya«. Aber niemand mag Menschen, die mit vollem Mund singen. Wenn sie außer Haus essen, sind sie höchstwahrscheinlich mit bedeutenden Fragen beschäftigt:

1. Bekommt die Bedienung auch mehr als den gesetzlichen Mindestlohn?
2. Ist mein Hauptgericht wohl auf der Erde gewandelt?
3. Dessert? Nein, danke. Habe ich auch nicht vergessen, mir eine Karte für Stings nächstes Benefizkonzert zu kaufen?

Wassermänner essen keine Schinkensandwiches. Sie wissen viel zu viel darüber, wie Schweine in Mastbetrieben eines langsamen qualvollen Todes sterben. Sie haben schon vor Jahren geschworen, nichts zu essen, was ein Gesicht hatte. Ihre Lieblingsnahrungsmittel sind Nüsse, Samen, vegane Burger, Salate, Vollkornbrot und allerhand Drogen. Leider oder glücklicherweise, wie auch immer man es sehen will, befindet sich dieses Sternzeichen in einem erweiterten Bewusstseinsstadium. Im Gegensatz zu den anderen Zeichen genießen sie es, high zu sein – wenn auch nicht, um ihre wachsende Taille zu vergessen, sondern vielmehr um ihre Sorge über die schrumpfende Ionensphäre beiseitezuschieben. Es ist wunderbar, sich in der Gesellschaft dieser B-FABs aufzuhalten, denn durch sie vergisst man den eigenen Hintern im Handumdrehen. In der einen Minute hadert man noch mit seinem Hüftumfang, doch dann erscheint ein Wassermann-Babe, und schon ist man auf dem Weg zu einem Protestmarsch zur Rettung des mexikanischen Käfers.

Fische
(19. Februar–20. März)

Das letzte Tierkreiszeichen sind die leichtfüßigen Fische. (Sie wussten gar nicht, dass man mit einem BFA leichtfüßig sein kann, stimmt's? Aber selbst an dieser Stelle des Buches sind wir noch da und sagen Ihnen, dass alles möglich ist.) Fische sind, wie der Name ja ahnen lässt, essbar. Neptuns Töchter sind so damit beschäftigt, sich der emotionalen Abstürze anderer anzunehmen, dass sie häufig keine Zeit für sich selbst haben. Behalten Sie im Hinterkopf, dass Fische wunderbare Freundinnen sind, die man anrufen kann, wenn man mal wieder nach allen Regeln der Kunst über seinen Freund, diesen Blödmann, ablästern will. Sie sind perfekt darin, jeden und alles zu dirigieren, was zu geistiger Verwirrung führt. Zum Glück gibt es einiges, was Sie als Meerestier tun können, um sich besser zu fühlen. Schalten Sie das Telefon ab. Suchen Sie sich einen Wohnort in der Nähe des Wassers. Das bringt Ihnen inneren Frieden und einen Mann mit einem Boot. Essen Sie nicht, um die Komplexität Ihrer Gefühle zu verbergen. Suchen Sie sich lieber einen anständigen Therapeuten.

Jedenfalls danken wir den Fischen dafür, dass sie das letzte Tierkreiszeichen sind und all das menschliche Leid auf ihre Schultern laden. Setzen Sie sich doch mit einem hübschen Kräutertee und Kuchen mit Ihren Freunden hin. Spielen Sie etwas. Tun Sie etwas Vernünftiges, um Ihr mieses Karma abzustreifen. Vielleicht schwimmen gehen oder Gugelhupf essen. Tun Sie irgendetwas, aber tun Sie es um Himmels willen nicht allein. Fische schwimmen doch gern in Schwärmen.

Danksagung
(in alphabetischer Reihenfolge)

An all die wunderbaren Frauen, die uns ihre Bekenntnisse zur Verfügung gestellt haben: Wir danken euch für den Mut, den ihr mit diesen Beiträgen gezeigt habt. Wir danken auch Stewart Banks für all die Geschichten und ermutigenden Worte und Richard Banks dafür, dass er ein so wunderbarer Bruder ist. Danke an Gwendolyn Banks, eine höchst kreative und liebevolle Mutter. Wir danken Lanette Barber, der brillanten Künstlerin und Kunstschmiedin, dafür, dass sie sich der Aufgabe stellt, Janettes Schwester zu sein. Unendlich dankbar sind wir Barry Brown, dem perfekten Lebensgefährten, für all die Fahrten zum Kopierladen, zum Postamt, zu FedEx, ganz zu schweigen von den Ausflügen zum Lebensmittelgeschäft, während der langen Stunden, als wir oben im Haus geschrieben haben. Wir danken Fran Capo für die Beteuerung, dass wir nicht völlig den Verstand verloren haben. Unserem Agenten, Adam Chromy, danken wir, weil er an uns geglaubt hat, und wegen seiner brillanten Strategien. Danke, Janis Donnaud, für deine Integrität und Freundschaft. Dankbar sind wir Sophie Farargo, der besten Cheerleaderin des Universums. Wir danken Lisa Gold und Tony Nation für ihre unermüdliche Unterstützung und Großzügigkeit, uns bei Artist Connection aufzeichnen zu lassen. Unser Dank gilt auch Daniel Nisbeth, dem anderen tollen Lebensgefährten, für die unermüdliche Unterstützung und Liebe, und Sara Nisbeth für den tollen Tipp, wie wir unsere Hosen hochziehen sollen. Dir, Rosie O'Donnell, sind wir ebenfalls sehr dankbar für dein spektakuläres Vorwort und dafür, dass du eine stete Quelle der Inspiration bist. Ein Dankeschön geht an Gina Otto, die ein Engel ist, an Suzanne O'Neill, unsere Lektorin und ihr unermüdliches Engagement, alles in die richtige Form zu bringen, und an Tom Pitioniak, unseren Redakteur, dank dessen Hilfe wir so klug dastehen. Dr. Alan Pressman danken wir für die fachkundige Anleitung und seinen wunderbaren Sinn für Humor. Carol Weidanthal – wir stehen für immer in deiner Schuld, weil du uns als Erste dazu inspiriert hast, unseren Big Fat Ass zu lieben. Wir ziehen den Hut vor Susan Winter, unserer lieben Freundin und brillanten Autorin. Und zum guten Schluss danken wir Michelle Wolfson für ihre Arbeit als unsere Literaturagentin und dafür, dass sie über anderthalb Jahre Händchen bei uns gehalten hat und immer für uns da war, wenn wir sie brauchten.

Ohne euch alle hätten wir dieses Buch niemals schreiben können, deshalb geht an euch alle ein dickes Danke, Danke, Danke, Danke!

Janette und Laura
New York, 2. Januar 2008